# Wissen auf den Punkt gebracht

Dieses Buch ist so konzipiert, dass Sie in kurzer Zeit prägnante und fundierte Informationen aufnehmen können. Mithilfe eines Leitsystems werden Sie durch das Buch geführt. Es erlaubt Ihnen, innerhalb Ihres persönlichen Zeitkontingents (von 10 bis 30 Minuten) das Wesentliche zu erfassen.

## Kurze Lesezeit

In 30 Minuten können Sie das ganze Buch lesen. Wenn Sie weniger Zeit haben, lesen Sie gezielt nur die Stellen, die für Sie wichtige Informationen beinhalten.

- Schlüsselfragen mit Seitenverweisen zu Beginn eines jeden Kapitels erlauben eine schnelle Orientierung: Sie blättern direkt zu dem Thema, das Sie besonders interessiert.
- **Zahlreiche Zusammenfassungen innerhalb der Kapitel erlauben das schnelle Querlesen.**
- Ein Fast Reader am Ende des Buches fasst alle wichtigen Aspekte zusammen.
- Ein Register erleichtert das Nachschlagen.

# Inhalt

# Vorwort

Liebe Leserinnen und Leser,

Sie haben es sicherlich schon gemerkt: In Krisen und unter damit einhergehendem Stress sind wir anderen und auch uns selbst oftmals keine Freundin und kein Freund mehr. Wenn es hierbei um wenige und kurze Episoden geht, ist das Aushalten solcher Momente etwas, was das eigene Leben und auch eine Beziehung sogar bereichern kann. Ist es aber ein Dauerzustand, weil wir von einer Krise in die nächste schlittern, nehmen wir selbst und unsere Beziehungen nachhaltig Schaden.

Dieses Buch soll dazu beitragen, diese Schäden für Sie, liebe Leserinnen und Leser, zu reduzieren und im Idealfall zu verhindern. Wir sind nicht immer unmittelbar verantwortlich für alle Krisen, die in unserem Leben sind und sein werden. Aber wir alle sind zumindest etwas dafür verantwortlich, wie wir all diesen Herausforderungen begegnen, wie wir sie bewältigen (oder sogar nutzen), wie wir mit uns und anderen in Krisenzeiten umgehen. Danke, dass wir Sie hierbei etwas begleiten dürfen. Wir werden Ihnen hierzu auch von uns gelebte Anregungen geben, die wissenschaftlich fundiert und praktisch bewährt sind.

Einige unserer Mitmenschen haben durchaus gemerkt, dass sie unter Stress sich selbst und den Menschen in ihrem Umfeld schaden. Sie verkennen aber, wie wichtig es in unserer Zeit geworden ist, dass sie bestehende Kenntnisse erwerben und dann auch nutzen, um ihre Stressbewältigungskompetenzen professionell zu erhöhen. Sie denken: „Gereizt und unachtsam bin ich ja nur unter Stress. Normalerweise bin ich ja eine nette Person, die auch auf sich achtet.“ Das mag stimmen. Aber das hilft uns immer weniger in einer Welt, in der der von außen verursachte Stress hoch ist und wahrscheinlich noch stetig zunehmen werden wird. Die nahtlose Aneinanderreihung von stressauslösenden Herausforderungen und Krisen wird dann zur Normalität.

Aus dieser Perspektive heraus ist dieses Buch eine Einladung an uns alle zum Überdenken und zur Professionalisierung unseres Umgangs mit Stress, gerade in diesen unsicheren Zeiten.

Lassen Sie es uns zusammen besser machen.

*Gutes Gelingen,*
*Ihr Autorenteam*

## Warum gehören Krisen zum Leben?

Seite 10

---

## Warum sind wir bereits auf Krisensituationen vorbereitet?

Seite 12

---

## Warum brauchen wir ab und zu Stress?

Seite 14

# 1. Warum wir uns auf weitere Krisen vorbereiten sollten

„Ich hab' sie gar nicht kommen sehen, plötzlich stand sie da, groß wie ein Riese. Sie sagte: „Hallo, guten Tag, mein Name ist Krise."*

Obwohl sich die Entwicklungen, die zu manchen Krisen führen, oftmals schon früh abzeichnen, werden wir doch immer wieder überrascht, wenn sie eintreten. Bevor wir uns jetzt deswegen abwerten und belächeln: Dahinter stecken auch positive Mechanismen. Denn immer wegen jeder möglicherweise problematischen Entwicklung für die jeweils daraus resultierende Krise (also den akuten und gefahrvollen Höhepunkt einer kritischen Entwicklung) vorbereitet sein zu wollen und wegen ihr besorgt zu sein, ist kein guter Umgang mit unseren körperlichen, geistigen und sozialen Ressourcen. Also sollten wir uns besser fragen, wie gut wir grundsätzlich vorbereitet sind, wenn die nächste Krise kommt.

---

* Textpassage aus dem Lied „Krise" von Annette Humpe und Max Raabe

## 1.1 Wann kommt die nächste Krise?

Eine Krise im psychologischen Sinne kann definiert werden als ein als unangenehm erlebter Belastungs- und (versuchter) Anpassungszustand, der bezogen ist auf eine kritische und (zumindest individuell) relevante Situation. Das Krisenerleben geht häufig mit Stress einher.

Unabhängig davon, ob eine psychische Krise nun der Höhepunkt einer lange bekannten Entwicklung ist (z. B. die Klimakatastrophe oder eine Hautkrebsdiagnose nach kontinuierlichen Sonnenstudio-Besuchen) oder sich überraschend einstellt (z. B. Opfer eines Meteoriteneinschlags oder eines Überfalls zu werden): Krisen gehören zum Menschsein dazu, sei es auf individueller Ebene, auf Ebene unserer sozialen Netzwerke (Freunde, Familie, Arbeitsgruppe ...) oder auf Ebene unserer Gesamtgesellschaft.

### Wir alle lösen Krisen aus

Einige Krisen sind natürlich von uns selbst verursacht. Mit „uns" sind sowohl „andere Menschen" gemeint, denen wir zumindest nicht Einhalt geboten haben, als auch wir selbst persönlich. Sei es, dass wir alleinverantwortlich (z. B. wenn wir einen Unfall durch Übermüdung oder Drogeneinfluss verursachen) oder mitverantwortlich sind (z. B. die Ressourcenüberbeanspruchung der Erde durch Überkonsum, zu dem fast alle von uns beitragen).

### Krisen werden häufiger

Hier zeigt sich auch ein gewisses Überfordert-Sein des Menschen:

- Wir leben nach Prinzipien, die Krisenpotenzial haben (etwa die Individualisierung von Gewinnen bei gleichzeitiger Vergemeinschaftung von Kosten und Risiken).
- Wir verfügen über Möglichkeiten, die wir alleine als Einzelperson nicht mehr vollständig durchschauen können (z. B. die kumulative technologische Kultur).
- Wir haben Prozesse implementiert, die Verursacher von der persönlich erlebten individuellen Verantwortung für ihr Tun befreien (z. B. kann starke Nachfrage ein Unternehmen dazu bringen, ein Produkt illegal zu fertigen oder hierbei Straftaten zu begehen, was der Nachfrager persönlich nie getan hätte und das Unternehmen ohne die Nachfrage auch nicht).

Allein auf Basis dieser drei genannten Gründe sollten wir nicht nur von weiteren Krisen ausgehen, sondern auch von einer Erhöhung ihrer Auftretenshäufigkeit. Angesichts dieser Vorhersage ist es wichtig, zu wissen, ob wir körperlich, geistig und sozial vorbereitet sind auf diese Entwicklung.

**Eine Krise im psychologischen Sinne ist ein häufig als belastend wahrgenommener innerer Zustand, mit dem wir auf eine als kritisch wahrgenommene Situation (ebenfalls manchmal Krise genannt) reagieren. Krisen auf individueller, sozialer und gesellschaftlicher Ebene begleiten uns seit Beginn der Menschheit. Durch von uns selbst gemachte Entwicklungen ist davon auszugehen, dass Krisen weiter zunehmen und immer mehr zu unseren Lebensbegleiterinnen werden.**

## 1.2 Sind wir gut vorbereitet auf Stress und Krisen?

Da uns Krisen seit langer Zeit begleiten, sind wir in der Tat auf sie vorbereitet. Allerdings eher auf die Krisen, die uns in unserer Menschheitsgeschichte schon lange beschäftigt haben. Unser Körper hat sich beispielsweise an Hungersnöte recht gut angepasst: So setzen wir in Zeiten des Nahrungsüberangebots leicht Fett an, sind also in der Lage, unsere Nahrung im Körper mitzutransportieren für magere Zeiten.

Kaum angepasst hingegen sind wir an die gleichzeitige Verarbeitung mehrerer nicht-sozialer Informationen (wir denken an komplexe Messwarten, dynamische Verkehrssituationen ...), die uns gleichzeitig präsentiert werden. Diese Gleichzeitigkeit (Multitasking) ist mit einer erhöhten Fehlerrate und einem Leistungsabfall verbunden, fast nie mit einer Leistungszunahme. Solche nicht-sozialen Informationsüberflutungen sind kein Bestandteil unserer Stammesgeschichte.

> **Wir lernen:** Ja, wir können mit Herausforderungen bereits in unserer Basiskonfiguration kompetent umgehen, je länger sie uns schon begleiten, desto besser. Je neuer eine Herausforderung ist, desto höher ist aber das Risiko, dass wir sie nicht so gut (oder zumindest intuitiv) bewältigen können und dass dadurch bei uns eine Krise ausgelöst wird.

### Stress ist hilfreich

Mit Krisen geht Stress einher, er ist eine körperlich-geistige Anpassungsreaktion, mit der wir auf die Bewältigung der

Krise vorbereitet werden sollen. Stress ist also in seiner Intention etwas Gutes, ein Hilfsmittel, das beispielsweise bestimmte Fähigkeiten von uns erhöht (z. B. Wahrnehmung von Bedrohungen), andere hingegen erniedrigt (z. B. Immunabwehr bei Infektionen, Verdauungsqualität). Stress bedingt also eine Verschiebung unseres Gleichgewichts, unserer Homöostase.

Mit dieser Stressreaktion gehen einige Vorteile zur akuten Problembewältigung einher, wichtig ist aber auch: Wenn der Stress zu lange anhält (oder zu stark ist), ist das mit Risiken verbunden, denn für lange (und zu starke) akute Stressperioden sind wir nicht gemacht.

Es ist also wichtig, der nächsten Krise zu sagen, dass sie sich nicht unmittelbar an die vorangehende anschließen darf und noch etwas warten muss. Nun ja, ganz so einfach ist das natürlich nicht. Die meisten Krisen scheren sich nicht um uns. Hier ist es wichtig, Selbstverantwortung zu übernehmen. Regelmäßige selbst initiierte Auszeiten und schrittweises Runterkommen sind essenziell.

**Wir sind grundsätzlich mit Krisen vertraut. Davon ausgenommen sind Herausforderungen, die uns stammesgeschichtlich erst seit Kurzem begleiten. Der Körper hat für die Krisenbewältigung eine Anpassungsreaktion entwickelt, den Stress. Er verschiebt unser körperlich-geistiges Gleichgewicht, setzt die Schwerpunkte auf akute Krisenbewältigung und stellt andere, eher langfristig wichtige Dinge hintenan. Kurzfristig ist das genau richtig so, als Dauerzustand allerdings kritisch.**

## 1.3 Brauchen wir Stress?

Wer jetzt eine philosophische Diskussion dieser Frage erwartet, wird enttäuscht werden. Die Antwort kann sehr konkret auf physiologischer Ebene gegeben werden. Ja, wir brauchen Stress, weil wir nur durch eine erfolgreich gemeisterte Stresssituation an Bewältigungskompetenz für die nächste Krise gewinnen können.

### Stresstoleranz durch Krisenerfahrung

Ist Ihnen schon aufgefallen, dass Sie, wenn Sie Lauftraining machen, nach einigen Trainingseinheiten (= selbstinduzierten Stressoren) weiter laufen können als zuvor? Haben Sie schon gemerkt, dass Dinge, die Sie beim ersten Mal erschrecken lassen, bei weiterer Exposition nur noch ein müdes Lächeln auslösen? Und sicherlich haben Sie schon festgestellt, dass ein nerviger Ton von der Baustelle nebenan nach einer Weile von Ihnen (zumindest etwas) ausgeblendet werden kann.

Hinter all diesen Phänomenen liegen Gewöhnungs- und Anpassungseffekte, die auch auf Stressoren zutreffen. Durch Stress werden wir stressresistenter.

Ein junges Mädchen, das beim lokalen Kirchenkonzert nach dem Falschspielen einer Note erstarrt weint, wird später problemlos eine entspannte Kirchenmusikerin, die den Ausfall eines Registers beim Domkonzert einfach überspielt. Sie nennen es Lebenserfahrung, die Psychologie nennt es Stresstoleranz durch wiederholte und zunehmende Krisenexposition. Beides ist an dieser Stelle dasselbe.

Wachsam sollten wir aber sein bei zu lange anhaltendem, in seiner Dauer unabsehbarem, zu intensivem und durch uns nicht kontrollierbarem Stress. Worum es bei diesem geht, ist erstens ein klares Bewusstmachen seines kritischen Störpotenzials und zweitens ein Aktivieren der Ressourcen, um die es in diesem Buch gehen wird.

**Eine konkrete Empfehlung:** Wissen Sie, warum ein Saunagang, eine Trainingseinheit, Fasten oder ein kaltes Bad uns stärken? Weil es Stressoren sind, aber eben Stressoren, die in unserer Kontrolle liegen, mit klarem Ende und (das wissen wir, während wir sie erdulden) jederzeit von uns unterbrechbar, wenn es zu viel werden sollte. Stressoren, die diese Merkmale erfüllen, sind die, die uns guttun und unsere Stresskompetenz erweitern. Je eher wir damit anfangen, desto höher ist unsere Stresstoleranz, wenn die nächste Krise da ist.

Nur Fehlgeleitete sagen: „Ich habe in meinem Leben schon so viel Stress von außen, da brauche ich nicht auch noch selbst gemachten Stress durch Sport, Fasten und Ähnliches." Das Einzige, das unser Körper und unsere Psyche durch ein solches Vorgehen lernen, ist: „Aha, Stress kommt immer von außen. Wenn es Stress ist, liegt es stets nicht in meiner Macht." Das ist also eine gute Strategie für selbst gemachte gelernte Hilflosigkeit.

### Gesunde Stressoren im Leben verankern

Wie integrieren Sie gesunde Stressoren in Ihr Leben? Tun Sie dies zusammen mit anderen (dies macht den Stressor attraktiver und Ihr Kneifen unwahrscheinlicher). Zudem sollten Sie diese Stressoren als Routinen etablieren; wenn Sie einen Stressor immer wieder einzelfallbasiert in den Alltag integrieren müssen, wird es anstrengend.

Eine Routine kann leichter wachsen, wenn wir für sie einen Hinweisreiz in unserem Leben haben. Ein Sporthilfsmittel wie ein Latexband neben dem Arbeitsplatz ist ein gutes Beispiel für einen solchen Auslöser (unser Punkt ist hier nicht, dass Sie ein solches Hilfsmittel brauchen für einen guten körperlichen Stressor, es geht lediglich darum, in unserem Leben einen leicht wahrnehmbaren und verfügbaren Hinweisreiz für unsere Stressor-Routine zu haben). Beginnen Sie mit dem Einbau von Stressoren in Ihrem Leben, die weniger als fünf Minuten dauern. Ihre Leistung ist am Anfang nicht das Meistern des Stressors, sondern dass Sie mit diesem überhaupt anfangen. Wenn das Routine geworden ist, können Sie erweitern. Setzen Sie sich konkrete Zwischenziele, die beim Erreichen eine unmittelbare Belohnung mit sich bringen (aber nicht mit etwas, was die Vorzüge des Stressors aufhebt, z. B. ein Gelage nach einer Fastenzeit).

**Krisen begleiten uns seit Beginn der Menschheit. Wir alle tragen dazu bei, dass Krisen häufiger werden. Mit zunehmender Erfahrung und durch gezielte Stressexposition entwickeln wir aber unsere Stresstoleranz.**
**Krisen und Stress lassen sich durch folgende Eigenschaften charakterisieren:**

- Eine Krise ist ein als belastend erlebter innerer Zustand, mit dem wir auf eine als kritisch wahrgenommene Situation (ebenfalls manchmal Krise genannt) reagieren.

- Der Körper hat als Anpassungsreaktion auf eine Krise den Stress entwickelt. Stress setzt die Schwerpunkte auf akute Krisenbewältigung und stellt eher langfristig wichtige Dinge hintenan. Kurzfristig ist das genau richtig so, als Dauerzustand allerdings kritisch.
- Selbstinduzierte Stressoren, die in unserer Kontrolle liegen, die ein klar definiertes Ende haben und von denen wir wissen, dass sie jederzeit von uns beendet werden können, sind daher ein gesunder Weg zur Erhöhung der eigenen Stresskompetenz.

## Welche Rolle spielt Schlaf bei der Stressbewältigung?

Seite 20

---

## Wie kann Sport beim Umgang mit Stress unterstützen?

Seite 25

---

## Warum macht uns ein Leben im Überfluss anfälliger für Stress?

Seite 29

# 2. Wie wir die Basis unserer Krisenbewältigung setzen

Es stimmt: An vielen Krisen haben die meisten von uns keinen (z. B. Krieg) oder nur einen kleinen (z. B. Klimakatastrophe) Eigenanteil. Aber wir haben eine Mitverantwortung dafür, wie belastbar unser Körper und unsere Psyche im Krisenfall sind.

In diesem Kapitel geht es um wesentliche Lebensbereiche, bei denen es sich gerade in Krisen und unter Stress auszahlt, wenn wir für sie Verantwortung übernommen haben. Hierbei geht es nicht um Egoismus: Beachten wir diese Bereiche, werden wir in Krisen auch für andere erträglicher und können unsere Verantwortung für unser soziales Netzwerk besser erfüllen. Überhaupt empfehlen wir die Überprüfung und Gestaltung dieser Lebensbereiche zusammen mit Freunden und mit professionellen Begleitern (z. B. Ihrer Ärztin). Miteinander ist besser.

## 2.1 Schlaf

Wahrscheinlich wird deswegen so viel über Schlaf geschrieben, weil er einerseits für ganz unterschiedliche Aspekte unseres Lebens von immenser Bedeutung ist, wir aber andererseits zugleich die Möglichkeit haben, über die Menge an Schlaf eigenverantwortlich zu entscheiden. Schlafmangel und dessen Folgen verursachen zwar Kosten, aber es existieren durchaus Möglichkeiten, zumindest einige dieser Kosten zu reduzieren. Zu nennen ist hier insbesondere die weltweit am häufigsten konsumierte psychoaktive Droge: Koffein.

Schlaf ist für unsere Lebensqualität und Gesundheit entscheidend, aber durch uns willentlich reduzierbar und einige dabei entstehende Schädigungen können durch uns aktiv reduziert werden.

Übrigens: Für diejenigen, die denken, alles, was variabel und willentlich lenkbar ist, ist deswegen also auch nicht so wichtig, das schlagende Gegenargument: Schlaf ist aus einer Überlebensperspektive ein Albtraum. Wir nehmen im Schlaf Gefahren nicht so gut wahr, sind noch verletzbarer, können keine Nahrung zu uns nehmen und uns auch nicht fortpflanzen. Glaubt wirklich jemand ernsthaft, dass es im Tierreich eine so riskante und kostspielige Verhaltensweise gäbe, wenn sie nicht unabdingbar wäre? So etwas Teures hat in der Evolution nur Bestand, wenn es unumgänglich ist.

### Zu wenig Schlaf schadet

Die Auswirkungen von Schlafmangel (für die meisten von uns bedeutet das: weniger als 7 bis 9 Stunden Schlaf pro

Nacht (die Werte schwanken unter anderem in Abhängigkeit vom Alter; jüngere Menschen brauchen mehr) sind vielfältig, sie reichen von beschleunigter Zellalterung über geistige Leistungseinbußen wie beispielsweise eine verlängerte Reaktionszeit (einige dieser kognitiven Kosten können durch Koffein reduziert werden) bis hin zu einer Reduzierung der Muskelkraft. Solche Effekte sind interessant, aber für unseren Fokus weniger relevant. Was wichtig ist, ist die Bedeutung von reduzierter Schlafmenge und Schlafqualität für unser emotionales Erleben und für unseren Umgang mit Belastungen.

Und hier gibt es *drei klare Botschaften*:

- Erstens: Schlafmangel erzeugt aus sich heraus negative Emotionen und Stress. Wer im Schlafmangel ist, erlebt weniger positive und mehr negative Emotionen. Mehrtägiger Schlafmangel führt zu einer (nachmittäglichen und abendlichen) Erhöhung von Stresshormonen, versetzt den Körper also aus sich heraus in eine Stresssituation. Das schädigt uns langfristig.
- Zweitens: Schlafmangel hat Konsequenzen, aus denen Stress und Krisen entstehen können. So reduziert Schlafentzug beispielsweise die Immunabwehr, wir werden also mit höherer Wahrscheinlichkeit krank. Krankheiten stressen uns und die Menschen, mit denen wir zusammenleben und arbeiten.
- Drittens: Schlafmangel reduziert unsere Möglichkeiten, mit anderen Stressoren und Krisen gut umgehen zu können. So zeigt die Forschung beispielsweise, dass wir unter

Schlafentzug negative Emotionen, die von anderen Auslösern stammten, weniger gut regulieren, also reduzieren können. Schlafentzug macht uns verletzlicher für die auslenkende Kraft anderer negativer Stressoren.

Damit wir uns richtig verstehen: Es gibt für jeden von uns sehr gute Gründe, Schlaf willentlich und gezielt zu reduzieren: die Pflege sterbender Familienangehöriger, die Teilnahme an einem Forschungsprojekt, dessen Ergebnisse nur sofort umgesetzt zu einem Ende der Klimakatastrophe führen werden, eine Nachtschicht, deren Bezahlung die morgige Zwangsräumung der Familienwohnung verhindert, usw. Es ist vollkommen legitim, sich für höchst wichtige individuelle Ziele bewusst für Schlafreduzierung und Schlafverzicht zu entscheiden.

**Schlafmangel durch willentliche Entscheidung**

Häufiger liegt der Grund für Schlafmangel aber darin, dass wir durch berufliche oder private Außenfaktoren langsam hineingedrängt werden, schleichend, ohne dass wir es merken und ohne dass wir uns bewusst dazu entscheiden.

Auch zu geringe Selbststeuerung ist bei uns oft ein Grund für reduzierten Schlaf: Plötzlich schauen wir abends noch einige Folgen unserer Lieblingsserie.

Wir können nicht beurteilen, was ein legitimer Grund für selbstinduzierten Schlafentzug ist. Wir wollen aber anregen, dass Sie eine wohlüberlegte, bewusste, zielgerichtete, geplante und eigenverantwortliche Entscheidung für Ihren Schlafentzug treffen. Nehmen Sie Ihre Verantwortung für sich wahr, rutschen Sie nicht einfach so rein in den Schlafentzug.

Wenn Sie aus Ihrer Sicht Schlaf reduzieren müssen, gehen Sie planvoll vor. Versuchen Sie einzelne Folgerisiken zu minimieren durch die Einnahme hierfür nachgewiesen wirksamer Drogen (z. B. Koffein) und achten Sie darauf, sich und andere nicht zu gefährden (fahren Sie z. B. nicht selbst und bedienen Sie keine Maschinen, die andere verletzen könnten). Sprechen Sie mit Ihrer Ärztin oder Ihrem Arzt, machen Sie deutlich, dass es nicht darum geht, dass es Ihnen ausgeredet werden soll, es ist ja Ihre Entscheidung. Sie wollen die Phase des Schlafmangels aber professionell gestalten und begleitet wissen.

Hier ein paar *Tipps aus dem Gebiet der Schlafhygiene* für einen besseren Schlaf, die sich in Forschung und eigener Erfahrung bewährt haben:

- Ein guter Schlaf ist für die meisten von uns leichter in einer kühleren Umgebung (15–22 °C) und
- in einer vollkommen dunklen Umgebung.
- Es ist förderlich, wenn wir in einer leisen Umgebung schlafen (sog. Braunes oder Rosa Rauschen, bei dem hohe Frequenzen in ihrer Amplitude reduziert werden, können aber schlafanstoßend wirken).
- Es hilft, wenn wir das Bett nur für Schlaf (und Sexualität) nutzen.
- Schlaf sollte immer zur selben Tageszeit begonnen und beendet werden (werktags wie auch am Wochenende).
- Wir schlafen besser, wenn wir alleine schlafen,

- wenn wir uns mit denselben runterfahrenden, Distanz zu Alltagssorgen aufbauenden Einschlafritualen auf den Schlaf vorbereiten,
- wenn wir lange vorher auf Nikotin, Alkohol, Koffein (Kaffee, Cola, Schwarztee ...) und andere stimulierende oder schlaffragmentierende Drogen verzichten und
- wenn wir deutlich vor dem Zu-Bett-Gehen unsere Smartphone- und Bildschirmzeit beenden (2 Stunden vorher) und
- nichts mehr essen (4 Stunden vorher).

Sind Sie verpflichtet, das alles jetzt zu machen? Nein, alles Ihre Sache. Ist es eine gute Idee, einige dieser Dinge einmal auszuprobieren, gerade wenn Sie Einschlafprobleme bei sich feststellen? Ja.

Formulieren wir es zum Abschluss positiv: Wir wissen nicht, welche Stressoren und Krisen vor uns liegen. Aber wenn wir diesen ausgeschlafen begegnen, haben wir uns selbst geholfen, diese zu meistern.

> *„Die beste Brücke zwischen Verzweiflung und Hoffnung ist der Schlaf einer guten Nacht."*
>
> *Eli Joseph Cossman*

**Schlafmangel erhöht unsere Anfälligkeit für Krisen: Er erzeugt an sich bereits Stress und negative Emotionen, hat Konsequenzen, die wiederum Krisen auslösen können, und reduziert unsere Bewältigungsfähigkeit anderer Herausforderungen. In jedem Leben kann es gute Gründe geben, Schlaf zu reduzieren oder auf ihn zu verzichten, aber gestalten Sie diese Phasen bewusst und aktiv.**

## 2.2 Bewegung

Der aktuelle Markt von Präparaten, die Langlebigkeit und eine längere Gesundheitsphase (d. h. ohne mit der Alterung assoziierte chronische Erkrankungen und Leiden) versprechen, ist groß und wächst beständig. Einige der Präparate sind durchaus vielversprechend. Lassen Sie uns den aktuellen Stand dieser Forschung, die wir wirklich wertschätzen, in einem Satz zusammenfassen: Keines der aktuell am Menschen untersuchten Präparate (das kann sich natürlich künftig noch ändern) bietet auch nur im Ansatz die Effektstärke in Bezug sowohl auf Lebensverlängerung als auch auf Reduzierung der Krankheitsphase vor dem Ableben wie *körperliche Bewegung*. Bewegung und Sport wären also preisgünstige und nachgewiesen wirksame Interventionen zur Pflege der eigenen Gesundheit.

### Die sitzende Gesellschaft

Leider sieht unsere Lebenswirklichkeit anders aus: Jeder Dritte kommt in seinem Alltag nicht einmal mehr auf eine halbe Stunde Bewegung pro Tag. Heute sitzt die deutsche Bevölkerung im Schnitt 7,5 Stunden pro Tag. Gesund ist das nicht. „Sitzen ist das neue Rauchen“, sagt etwa der Physiotherapeut Dr. Kelly Starrett. Personen, die täglich mehr als sechs Stunden sitzen, sterben mit einer über 45 Prozent höheren Wahrscheinlichkeit früher als Menschen, die weniger als drei Stunden pro Tag sitzen. Einige der schädlichen Effekte des Sitzens können wir recht einfach reduzieren: Viele, kurze Bewegungspausen, die das Dauersitzen unterbrechen, machen den Unterschied. Es ist weniger die Summe der gesessenen Stunden, die uns krank macht. Es ist die Dauer ohne Unterbrechung.

**Unser Tipp:** Reduzieren Sie jeden halbstündigen Termin um 5 und jeden einstündigen Termin um 10 Minuten Pause im elektronischen Kalender. Nutzen Sie diese Pausen für Bewegung. Das Vereinbaren von Terminen unmittelbar nach Terminen birgt eine Scheineffizienz, ist psychisch wie körperlich ungesund. **Übrigens:** An virtuellen Treffen können Sie auch stehend teilnehmen, kurze Präsenztreffen können ebenfalls im Stehen stattfinden.

## Bewegung kann Krankheit vorbeugen

Unabhängig davon, ob wir lange leben wollen oder nicht, sehr wahrscheinlich wollen wir alle ohne Schmerzen und ohne Erkrankungen leben. Die Befundlage zur Rolle des Sports ist hierbei eindeutig. Betrachten wir eine Studie, die Läufer (im Schnitt 4 Stunden Lauftraining pro Woche) und ansonsten vergleichbare Nicht-Läufer seit 1984 über zwei Jahrzehnte wissenschaftlich begleitet hat. Erst mal der eher langweilige Befund: Die Läufer hatten (abhängig von der untersuchten Untergruppe) eine Lebensverlängerung von maximal sieben Jahren.

Jetzt wird es spannend: Die Läufer hatten zudem (abhängig von der Definitionsstrenge des Begriffs Krankheit) eine mindestens zehnjährige Verzögerung des Eintritts von Krankheiten (Altersleiden, chronische Schmerzen ...). Kurzum: Wenn wir Sport machen, reduzieren wir laut solchen Studien (unabhängig von der Lebensverlängerung!) die Phase, in der wir körperlich (durch Krankheiten und Schmerzen) gestresst werden.

Die Verzögerung des Beginns von Altersleiden kann nicht vollständig durch die bloße Lebensverlängerung erklärt werden, denn sie ist zeitlich länger als das Hinauszögern des Sterbens. Das macht Sport aus einer Stressperspektive heraus sehr attraktiv.

In diesem Zusammenhang wird es Sie interessieren, dass Menschen, die Sport machen, beispielsweise auch durch Infektionen weniger stark in Mitleidenschaft gezogen werden. Sport ist also auch ein Puffer gegenüber anderen körperlichen Stressoren, die mit Alterung nichts zu tun haben.

### Sport mildert Stresssymptome

Neben der Tatsache, dass Sport das Eintreten von körperlichen Stressoren verzögert oder abmildert, macht es uns Sport auch leichter, mit Stress und damit verbundenen Stress-Emotionen umzugehen. Experimentelle Forschungsarbeiten belegen, dass Sport ein wirkungsvolles Therapeutikum ist zur Reduzierung von Angst (es wird vermutet, dass der Körper sich durch Sport an angstnahe körperliche Reaktionen gewöhnt, z. B. erhöhte Herzrate und Atemfrequenz, die dadurch als weniger stressverstärkend erlebt werden) und Depression.

Sport ist für den Körper ein Stressor und fühlt sich auch ein wenig wie Stress an (z. B. Schwitzen). Aber: Dieser Stressor liegt in unserer Hand, unser Körper weiß, dass wir jederzeit unter- oder abbrechen könnten. Der Stress bleibt unter unserer Kontrolle. Der Körper und unsere Psyche lernen also in einem geschützten Setting und ohne Kontrollverlust mit Stress (durch Training zunehmend besser) umzugehen. Das macht uns auch fitter für den Umgang mit Stress, der nicht in unserer Hand liegt.

**Konkrete Tipps:**

- Sie können schon sehr viel von den Vorzügen von Sport für sich verbuchen, wenn Sie sich als Ziel setzen, sich mindestens *150 Minuten pro Woche* sportlich zu bewegen und *8.000 Schritte pro Tag* zu schaffen, idealerweise draußen, wenn Ihnen saubere Luft zur Verfügung steht.
- Fangen Sie immer *klein* an, unterfordern Sie sich kontinuierlich, bis Sie dieses Niveau erreicht haben. Ihr Körper soll lernen: „Ach, das ist ja einfach! Wie, ich soll jetzt schon aufhören? Ich könnte doch noch locker“ (dann aber nicht mehr weitermachen).
- Entscheidend ist nur, dass Sie *anfangen* und dass Sie die Dosis beständig und langsam (= unterfordernd) *erhöhen*.
- Und feiern Sie *Zwischenerfolge*, loben Sie sich für jedes Mal, dass Sie Ihr unterforderndes Ziel umgesetzt haben!
- Auf welchem Niveau Sie anfangen, ist egal, Sie machen es sich nur schwerer, wenn Sie *zu schnell zu viel* wollen, Ihr

Körper sagt dann: „Wusste es doch, das Zeug ist anstrengend, will ich nicht."

- Vor allem *Teamsport* kann helfen, innere Widerstände zu überwinden, und bietet eine klare zwischenmenschliche Komponente als Mehrwert. Wenn möglich, planen Sie Ihre Bewegungsroutinen zusammen mit anderen *Menschen*, aber auch *Hunde* sind wirksam.

**Sport ist ein selbst gemachter Stressor. Wenn wir uns diesem aussetzen, machen wir Körper und Psyche in einem geschützten, kontrollierten Setting mit Stress vertraut. Wenn wir uns kontinuierliche, unterfordernde, aber zunehmende Bewegungsziele setzen, werden wir souveräner im Umgang mit Stress. Zudem hilft Sport beim Stressmanagement, indem er das Auftreten von körperlichen Stressoren verzögert oder abmildert.**

## 2.3 Abhängigkeiten kontrollieren

Unser Körper und unsere Psyche wurden in unserer Stammesgeschichte in einer Welt des Mangels geformt. Zumindest wir (das Buch richtet sich in erster Linie an Berufstätige im deutschsprachigen Raum) leben aber in einer Welt des Überflusses. Daher sollten wir uns klarmachen, dass wir hinsichtlich dessen, was wir körperlich und psychisch mitbringen, nicht optimal auf die moderne, von uns veränderte Welt vorbereitet sind, die erst in den letzten Jahrzehnten entstanden ist. Das trifft beispielsweise auf unsere Ernährung zu. Unser Körper strebt nach energiereicher Nahrung und möchte gerne Fett ansetzen, eine gute „Idee" für ein Lebewesen in einer Welt des Mangels. In der heutigen Welt der stets verfügbaren hochkalorischen Nahrung ist dieser großartige Mechanismus bestenfalls nutzlos, aber eher schädlich für uns, sind wir doch meist überernährt.

Das gleiche Prinzip gilt für unseren Umgang mit abhängig machenden Substanzen und Verhaltensweisen, deren Konsum vom Körper als belohnend erlebt wird: Wir kommen körperlich und geistig aus einer Welt, in der solche Stimuli nicht in solcher Intensität in ständiger und leichter Verfügbarkeit und Vielfalt vorlagen. In unserer Vorzeit mussten wir keine Mechanismen entwickeln gegen Überangebote, denn es gab sie nicht. Wir sind unvorbereitet auf die von uns selbst gemachten Abhängigkeitsrisiken unserer Überflusswelt.

### Außerhalb der evolutionären Fahrspur

Unsere Welt stellt immer effizienter und effektiver von uns geschaffene, abhängig machende Angebote zur Verfügung. Auch wir entwickeln uns ja evolutionär immer weiter, könnten uns also theoretisch an diesen Lustüberfluss anpassen. Der Haken: Unsere evolutionäre Entwicklung findet zwar in der Tat nach wie vor statt, verläuft aber deutlich langsamer als unsere technologische, medizinische und kulturelle. Das Ausmaß der Nicht-Passung zwischen dem, was wir körperlich und psychisch mitbringen, und dem, was unser künstlicher Lebensraum des lustmaximierenden Überflusses von uns abverlangt, wird weiter zunehmen – zumindest solange wir uns nicht gentechnisch verändern.

Aber dann müssten Abhängigkeiten ja zunehmen? Das ist auch der Fall. Beispielsweise hat der Cannabiskonsum in der EU zugenommen in der Zeit von 2010 (3,1 Prozent der Europäer konsumierten Cannabis im Monat vor der Befragung) bis 2019 (3,9 Prozent der Europäer konsumierten Cannabis im Monat vor der Befragung), ein Anstieg um über 25 Prozent. In diesem Zeitraum stieg auch der Gehalt an THC, dem primären Rauschmittel in Cannabis, in den für den Konsum verwendeten Pflanzenteilen.

### Sucht hat viele Gesichter

Bitte denken Sie bei abhängig machenden Substanzen nicht nur an allseits bekannte Vertreter wie Tabak, Alkohol, Heroin, Metamphetamine (Panzerschokolade, Chrystal Meth) und Kokain. Auch beispielsweise Koffein, Zucker, Beruhigungsmittel, Schlaf- und Schmerzmittel können abhängig machen. Abhängigkeiten liegen auch bei verhaltensbezogenen Süchten vor wie beispielsweise: Videospiele (egal ob kleine Gelegenheitsspiele am Handy oder umfangreiche Spielwelten am Hochleistungs-Desktoprechner), Glücksspiele, Pornografie und Sexsucht, Videokonsum (Stichwort Binge Watching, deutsch: Komaglotzen) sowie Shopping. Und auch übertriebener Sport kann als Abhängigkeit interpretiert werden.

Sie sehen, unsere moderne Welt bietet eine Vielfalt von abhängig machenden Stimuli. Und deren „Gebrauch“ hat zum Großteil noch viel stärker zugenommen als der Konsum von Cannabis!

Warum reden wir überhaupt über Abhängigkeiten, wenn wir über starke Psyche, Krisen und Stress reden? Hier bestehen gleich mehrere Zusammenhänge:

- Erstens sind Abhängigkeiten an sich Stressoren: Wenn wir keinen Zugang zu unserer Droge haben, sind wir auf Entzug, das bedeutet automatisch Stress-Emotionen, Abhängigkeit ist Stress.
- Zweitens führen manche Abhängigkeiten zu einer Kette von Stressoren: Abends anders als geplant zu viele Episoden der neuen Lieblingsserie angesehen ↣ am nächsten Tag deswegen beim Arbeitsprojekt müde, unkonzentriert und gereizt ↣ die Kollegen signalisieren (zu Recht) deutlich ihre Nicht-Begeisterung Ihnen gegenüber.
- Drittens machen es Abhängigkeiten schwerer, mit anderen Stressoren, die mit der Abhängigkeit gar nichts zu tun haben, gut umzugehen. Ein Kollege ist sichtlich gereizt und verhält sich am Arbeitsplatz wenig sozial kompetent ↣ wegen Ihres noch vorhandenen Restalkoholspiegels reagieren Sie auf diesen unangenehmen Stimulus aber deutlich aggressiver als üblich ↣ es kommt zu einem heftigen Streit, der ein unvergesslicher Bestandteil Ihrer Beziehung wird.

### Gefangen in der Abhängigkeit

Nur kurz zum Verständnis: Viele Dinge können in uns bei Konsum mit der Ausschüttung des Hormons Dopamin und damit mit Antriebssteigerung, Annäherungsverhalten und belohnenden Gefühlen einhergehen. Die Dopaminausschüttung aufgrund eines Reizes kann evolutionspsychologisch verankert, angelernt oder rein physiologisch bedingt sein (eine künstliche Substanz löst einfach direkt eine Dopaminausschüttung aus).

Was auch immer der Ursprung ist: Durch die Dopaminausschüttung erleben wir einen belohnenden emotionalen Zustand. Dieser vergeht wie alle Gefühle wieder. Da der Körper wieder ein Gleichgewicht herstellen will, wird gegengesteuert, es entstehen negative, mitunter sogar schmerzhafte Zustände: „Oh, schon vorbei? Ich will aber mehr." Das ist erst mal eine normale Gegenreaktion, um wieder ein Gleichgewicht herzustellen. Passiert das gelegentlich und nicht zu intensiv, gibt es kein Problem – dafür ist der Mechanismus gemacht.

Problematisch wird es, wenn wir sofort wieder den nächsten Kick bekommen können, und zwar einen, der immens viel stärker oder länger ist als das, auf das unser Körper vorbereitet ist. Dann fällt auch die Gegenreaktion drastisch aus, der nächste Kick wird dann nicht nur einfach nett, sondern unumgänglich. Ein weiteres Problem: Wenn wir immer wieder mit demselben Stimulus konfrontiert werden, gewöhnen wir uns irgendwann daran, die emotionale Intensität nimmt ab. Also muss die Dosis oder Frequenz erhöht werden für denselben Effekt, wir entwickeln Toleranz. Die folglich für unsere Lebensressourcen (soziales Netz, Zeit, Geld, Gesundheit ...) entstehenden Kosten werden damit schnell immer höher, wir können schlechter mit Krisen umgehen.

Wann bin ich von einer Sache oder Handlung abhängig? **Faustregel:** Wenn es mir nicht gelingt, mich längere Zeit davon fernzuhalten, ohne dass ein emotional negativ erlebtes Vermissen verbunden mit Suchtverhalten auftritt (Entzugserscheinungen).

Ein Handy ist da für viele von uns schon ein gutes Beispiel: Es ist immer mit dabei, wir werden nervös, wenn es nicht da ist, plötzlich nutzen wir es und wissen gar nicht warum, wir nutzen es auch, während wir eigentlich etwas anderes machen wollten, es lenkt uns ab in der realen Interaktion mit anderen Menschen, wir nutzen es länger als geplant, es fällt uns schwer, eine geplante Beendigung der Handynutzung umzusetzen, wir vernachlässigen wegen der Handynutzung andere Lebensbereiche (Aufmerksamkeitsfokussierung), andere Personen sprechen uns auf die verstärkte Nutzung an.

### Wie steht es mit Ihrer Abhängigkeit?

- Beobachten Sie sich und fragen Sie auch in Ihrem Umfeld: Gibt es etwas, das Sie häufig konsumieren, nutzen oder tun, mit dem Sie emotional so verbunden sind wie zuvor mit dem Handy dargestellt?
  - ⇨ Wenn ja, machen Sie einen Test: Versuchen Sie sich einen Tag komplett davon fernzuhalten. Entwickeln Sie (leichte) Entzugserscheinungen?
    - ⇨ Wenn ja, dann wissen Sie: Hier besteht mindestens ein *Abhängigkeitsrisiko*. Erweitern Sie das Intervall auf einige Tage: Werden die Entzugserscheinungen täglich stärker, liegt eine Abhängigkeit vor. Sie müssen

jetzt nicht automatisch etwas ändern, aber es ist wichtig, zu wissen, dass Sie Abhängigkeitsrisiken haben (wer eine Abhängigkeit entwickelt, entwickelt auch leichter andere), denn das macht Sie angreifbarer, krisenanfälliger.

Letztlich sollten Sie jede Abhängigkeit adressieren. Aus der klinischen Praxis wissen wir, dass etwa 30 Tage vollständiger Verzicht für viele ausreichen, um aus der Abhängigkeits- und Toleranzbildungsspirale auszubrechen und wieder ein Gleichgewicht herzustellen.

Wenn Ihnen ein vollständiger Entzug nicht gelingt, versuchen Sie zumindest funktional abhängig zu werden: Begrenzen Sie Ihre präferierten Suchtmittel systematisch bezogen auf bestimmte

- örtliche Räume (z. B. kein Handy im Schlafzimmer, keine Spiele bei der Arbeit, Kinder dürfen ein Smartphone nur in der Küche zusammen mit kompetenten Erwachsenen nutzen),
- zeitliche Räume (z. B. Alkohol nur zum Abendessen, keine Videos nach 23 Uhr) und
- soziale Räume (z. B. keine Tabakprodukte konsumieren in Anwesenheit der Familie).

So bieten sich zumindest zeitweise Erholungspausen.

Einen abhängig machenden Stimulus aus der Lebenswelt zu entfernen ist eine gute Idee, leichte Verfügbarkeit ist eine Determinante der Abhängigkeit. Es ist beispielsweise deutlich schwieriger, Süßigkeiten zu essen, wenn sie nicht im Haus sind. Ja, wir sind schon mal wegen Speiseeis am Sonntagabend zur Tankstelle gefahren, aber sehr oft war es uns die Sache einfach nicht wert.

**Genuss statt Sucht**

Manche von uns entwickeln Abhängigkeiten auch zur Selbstbetäubung und Ablenkung. Sie warten darauf, dass sich ihre Lebensbestimmung offenbart, die sie dann aus den Abhängigkeiten führt, beziehungsweise diese unnötig macht. „Meine Bestimmung wird mich herausholen." Das wird nicht passieren: Abhängigkeiten absorbieren uns. Unser Lebenssinn muss erschlossen werden, das gelingt nicht, wenn wir auf unsere Suchtmittel fokussiert sind. Andersrum wird was draus: Wenn die Suchtmittel nur reine Genussmittel sind für punktuelle Lebensbereicherungen oder ausgewählte und gezielte Belohnungen, kann Lebenserfüllung (Purpose) erarbeitet werden.

**An einigen Krisen in unserem Leben haben wir keinen Eigenanteil. Aber wir haben eine Mitverantwortung dafür, wie vorbereitet und belastbar unser Körper und unsere Psyche sind, wenn die Krise eintritt.**

**Folgende Einflüsse können sich auf unsere Psyche ebenso negativ wie positiv auswirken:**

- Schlafmangel wirkt sich negativ auf unsere psychische Gesundheit aus und erhöht unsere Anfälligkeit für Krisen und Stress. Mit einigen Regeln aus der Schlafhygiene können wir unseren Schlaf aber wirksam verbessern.
- Sport ist ein von uns selbst gemachter Stressor. Wenn wir uns diesem aussetzen, machen wir unseren Körper und unsere Psyche in einem geschützten Setting, bei dem wir Kontrolle haben, mit Stress vertraut.
- Der gute Umgang mit dem heute alltäglichen Überfluss an abhängig machenden Substanzen und Verhaltensweisen liegt aus evolutionärer Sicht nicht in unserer Natur.
- Um einer Abhängigkeit entgegenzuwirken, müssen wir die potenziellen Sucht- als kontrollierte Genussmittel zur punktuellen Lebensbereicherung oder Belohnung nutzen.

## Was sind Emotionen und was sind sie nicht?



---

## Wie helfen uns Emotionen, wenn es drauf ankommt?



---

## Wie können wir unsere Emotionen gezielt beeinflussen?

# 3. Wie wir mit unseren Emotionen gut umgehen

Seit es uns Menschen gibt, spielen Emotionen eine wichtige Rolle in unserem Leben und in unserem Miteinander. Sie sind ein täglicher Begleiter, unabhängig davon, ob wir uns ihrer bewusst sind oder nicht. Jeder kennt Situationen, die durch bestimmte Gefühle gekennzeichnet oder sogar von diesen gesteuert wurden. Was aber steckt genau hinter dem Emotionsphänomen und was bedeutet das für uns, wenn wir über Stress und Krisen sprechen?

## 3.1 Emotion – was ist das?

Denken Sie doch mal zurück, wann Sie das letzte Mal wütend, traurig, ängstlich, stolz, freudig oder dankbar waren. Warum haben Sie sich so gefühlt und inwieweit hat Ihre Gefühlslage Ihr Verhalten beeinflusst?

> **Ein Beispiel:** Sie empfinden vielleicht Ärger auf jemanden. Warum? Weil Sie denken, dass diese Person eine Regel gebrochen hat, die für Sie gilt. Und weil Sie denken, dass diese Person Kontrolle hatte, also in der Lage gewesen wäre, Ihre Regel *nicht* zu brechen. Sie fühlen sich aufgebracht (der Puls steigt etc.) und Sie haben den Impuls, verbal oder physisch aggressiv auf diesen Regelbruch zu reagieren (ob Sie diesem Impuls nachgeben, hängt von vielen Faktoren ab, z. B. der Situation).

Anhand dieses einfachen Gedankenexperiments werden Sie feststellen, dass Gedanken, Emotionen, Erleben und Verhalten(simpulse) eng miteinander verbunden sind.

Emotionen sind also ein komplexes Phänomen und bestehen aus mehreren Komponenten (Gedanken, Gefühlen, Verhaltensaspekten). Trotz manchmal etwas unterschiedlicher Definitionen besteht weitgehende Einigkeit dahingehend, dass Emotionen als *Reaktion* auf persönlich bedeutsame Auslöser (z. B. Personen, Situationen und Reize) entstehen, von *erlebbaren Gefühlen* (wie gefühlter Ängstlichkeit oder Freude) und *körperlichen Veränderungen* (z. B. Pupillenweitung) begleitet werden und zu bestimmten *Handlungen anregen.* Ihre *Dauer* reicht von Minuten bis maximal Stunden (länger Andauerndes sind z. B. Stimmungen oder affektive Störungen).

## Positive Gefühle bevorzugt

Emotionen sind immer durch eine bestimmte Qualität gekennzeichnet. Fast immer sind wir lieber fröhlich (fühlt sich angenehm an) als traurig (fühlt sich unangenehm an). Psychologen bezeichnen das als die *Valenz* einer Emotion. Angenehme Emotionen erstreben wir (ich möchte gerne stolz sein), während unangenehme Gefühle eher vermieden werden (ich möchte anstrengende Arbeit vermeiden). Häufig wird deswegen auch zwischen positiven und negativen Emotionen unterschieden. Negativ empfunden werden meist Emotionen wie Angst oder Ekel. Positive sind beispielsweise Freude und Liebe.

Auch wenn sich diese Emotionen unterschiedlich angenehm anfühlen, so ist doch die positive und negative Einordnung irreführend. Emotionen (auch negative) haben immer einen Zweck, der sich in der Evolution entwickelt hat. Angst beispielsweise kann als Reaktion auf eine Gefahrensituation entstehen und damit helfen, richtig zu reagieren (z. B. durch Flucht). Wenn Angst auch meist negativ empfunden und zu vermeiden versucht wird, so ist sie dennoch nützlich, um dem Organismus zu signalisieren, dass eine Bedrohungslage vorliegt, auf die entsprechend reagiert werden sollte. Auch verändern Emotionen unseren Körper in dem Sinne, dass unsere Reaktion auf den Auslöser verbessert werden soll, zumindest aus einer evolutionären Perspektive (in unserer heutigen Welt muss das nicht mehr gelten).

**Ein Vorschlag:** Wenn Sie das nächste Mal ein Gefühl haben, gehen Sie doch einmal systematisch alle Bausteine des Gesamtpakets Emotion durch: Was passiert alles mit Ihnen? Erweitern Sie Ihr Gefühlserleben, dies ist eine Facette der emotionalen Kompetenz und hilft im Umgang mit der Emotion. Übrigens: Nur weil wir uns in der Arbeitswelt gerne ganz nüchtern und neutral geben wollen, heißt das nicht, dass Emotionen dort seltener auftreten.

**Emotionen sind Teil unseres Alltags und mehr als das mit ihnen einhergehende Gefühl. Eine Emotion ist eine Reaktion auf einen individuell als wichtig erachteten Auslöser und besteht meist aus mehreren Komponenten: gedanklichen Inhalten, körperlichen Veränderungen, subjektivem Erleben (das Gefühl) und einem Verhaltensimpuls (dem wir nicht immer nachgeben müssen). Emotionen entstanden in der Evolution als Hilfsmittel, um unsere Reaktion auf den Auslöser zu verbessern.**

## 3.2 Warum haben wir (nicht immer) Emotionen?

Im Grunde sind Emotionen erst mal unsere Freunde: Wir müssen aber auch darüber sprechen, warum sie uns manchmal schaden können.

Nehmen wir als Beispiel die Emotion Furcht (in diesem Buch differenzieren wir nicht zwischen Furcht und Angst). Furcht empfinden wir, wenn ein negatives Ereignis (z. B. eine Gefahr) unmittelbar bevorsteht (also noch nicht eingetreten ist) und wir denken, dass unsere persönlichen Ressourcen nicht zu dessen Bewältigung ausreichen könnten.

Wir illustrieren das an einem Beispiel: Eine Vorgesetzte erwartet von zwei Personen jeweils dieselbe Leistung bis zu einem bestimmten Datum. Diese Aufgabe zu meistern und vor der Vorgesetzten gut dazustehen ist für beide wichtig, also können hier für beide potenziell Emotionen entstehen.

Die eine Person hatte diese Aufgabe erwartet und hat im Vorfeld bereits weit vorgearbeitet. Sie reagiert auf die Aufgabenzuweisung nur dem Anschein nach herausgefordert (denn sie weiß, wenn sie jetzt sagt, dass sie die Aufgabe fast schon erledigt hat, gibt es gleich eine neue dazu, eine Situation, die auch als Erfolgssyndrom bezeichnet wird). Innerlich empfindet sie aber keine Furcht, da sie weiß, dass die zeitlichen Ressourcen für den Abschluss der Aufgabe reichen werden und ihr bewusst ist (aus Erfahrung), dass ihre Fähigkeiten und ihre Anstrengungsbereitschaft ausreichen für diese Aufgabe. Es besteht kein Grund für die Emotion Furcht, sie entsteht gar nicht erst.

Die andere Person hingegen ist vollkommen überrascht von dieser wichtigen Aufgabe. Das Aufgabengebiet ist neu und die Person weiß daher nicht, ob ihre Zeit, ihre Fähigkeit und ihre Anstrengungsbereitschaft ausreichen werden. Die Psyche versucht zu helfen und erzeugt als Reaktion hierauf die aktivierende Emotion Furcht. Es wird deutlich: Derselbe Stimulus erzeugt abhängig von der Ressourcenlage der Person ganz andere emotionale Zustände. Sätze wie „Ich an deiner Stelle würde mir da keine Sorgen machen" können zwar zutreffen, helfen aber nicht, wenn die Ressourcen beider Personen unterschiedlich sind. Wenn Sie einer Person, die Furcht hat, helfen wollen, besprechen und stärken Sie lieber die (zeitlichen, sozialen, materiellen ...) Ressourcen dieser Person. Das hilft.

### Physische Furcht-Reaktionen

Bleiben wir noch bei der zweiten Person in unserem Beispiel: Sie empfindet Furcht vor der Aufgabe. Es kommt auch zu körperlichen Veränderungen, die helfen sollen, mit (evolutionär ursprünglichen) Furchtauslösern besser umzugehen:

- der Blutzuckerspiegel steigt (gibt Energie fürs Weglaufen)
- die äußeren Blutgefäße werden weniger durchblutet, die Hände werden kalt (es gibt also mehr Blut für die Muskeln und bei äußeren Verletzungen bluten wir weniger)
- die Person schwitzt (das kühlt ab, sodass der Körper sich stärker erwärmen kann bei drohendem Kampf und drohender Flucht)
- die Wachsamkeit wird heraufgesetzt (damit wir nicht überrascht werden)
- Immunabwehr und Verdauung werden runtergefahren (das spart Energie und beides ist weniger wichtig, wenn es um den akuten Umgang mit dem Auslöser geht)

Das ist alles „nett gemeint" von der Emotion, aber: Nicht alles davon hilft, um mit diesem bedrohlichen Reiz aus heutiger Zeit gut umzugehen. Die Emotion Furcht wurde für ältere Lösungsstrategien entwickelt: kurzzeitiger Kampf, schnelle Flucht, Erstarren, Unterordnen. Diese alten Lösungsstrategien helfen bei der Bewältigung moderner, oft langfristig angelegter Arbeitsaufgaben meist wenig, können für die Karriereentwicklung sogar explizit abträglich sein.

### Drei Aspekte zur Wirkung von Emotionen

**Erstens:** Emotionen optimieren bestimmte Aspekte von uns und nehmen dafür Abstriche in anderen Bereichen von uns in Kauf. Sie sind nicht pauschal besser oder schlechter, wir gewinnen durch sie auf bestimmten Dimensionen und zahlen stets einen Preis auf anderen Dimensionen (z. B. bei Furcht reduzierte Immunabwehr, bei [einer bestimmten Form von] Stolz erhöhte Aggressionsbereitschaft). Darum laufen wir auch nicht immer mit Emotionen herum: Es wäre zu energieaufwendig und die Kosten würden sich aufaddieren. Ein balancierter psychischer Zustand (Homöostase) ist nachhaltiger.

**Zweitens:** Emotionen sollen eigentlich nur kurzzeitige Optimierungen liefern. Wenn wir sie zu lange oder zu wiederholt oder zu stark (Trauma) haben, kann der Preis, den wir zahlen, zu hoch werden.

**Drittens:** Emotionen optimieren unsere Reaktion auf archaische (= evolutionär alte) Auslöser. Die Auslöser unserer heutigen Lebenswelten verlangen aber oft nach ganz anderen Reaktionen.

**Eine Emotion ist ein vor langer Zeit entstandenes umfangreiches Hilfspaket, das unseren kurzfristigen Umgang mit einer (evolutionär alten) Herausforderung verbessern soll. Sie erhöht passend zum Auslöser bestimmte körperliche und psychische Aspekte und erniedrigt andere, für die aktuelle Herausforderung nicht benötigte. Durch eine Emotion verschiebt sich unser psychisches und auch physisches Gleichgewicht. Emotionen sind konzipiert als kurzfristige Optimierungen; auf dauerhafte Emotionszustände wurden wir körperlich und psychisch nicht vorbereitet.**

## 3.3 Konsequenzen negativer Stress-Emotionen

Emotionen wie Angst, Trauer, Schuld und Ärger haben alle ihren funktionalen Wert. Es sollte kein Lebensziel sein, das Auftreten dieser Emotionen pauschal zu minimieren, sie gehören zum Leben dazu und bieten auch viele Mehrwerte (z. B. Vermeidung nicht gewinnbarer Kämpfe, Rückzug zum Auftanken von Ressourcen, Selbstreflexion für zukünftige Vermeidung von gemachten Fehlern, Bereitstellung von Energie, um auf eine regelbrechende Person sanktionierend zuzugehen). Es ist lediglich wichtig, einige Konsequenzen von (insbesondere negativen) Emotionen zu kennen, um diese besser verstehen und damit auch steuern zu können. Ansprechen wollen wir hier drei: den *Negativitätsbias*, die *Gefühlsansteckung* und die *Emotionsübertragung*.

### Negativitätsbias

Stellen Sie sich Ihr Lieblingsessen auf einem Teller vor und auf einem Teller daneben eine verwesende Ratte. Wird Ihr Lieblingsessen durch die Nähe zum Aas weniger appetitlich? Sicherlich. Wird das Aas durch die Nähe zu Ihrem Lieblingsessen etwas appetitlicher? Für fast niemanden. Und das ist der Negativitätsbias: Negative Stimuli und die damit verbundenen Emotionen haben eine stärkere psychische Wirkung als positive, sie werden schneller wahrgenommen, strahlen stärker aus, werden schneller abgespeichert und leichter wieder abgerufen.

> Wenn ein Kollege mit Ihnen vier positive emotionale Erfahrungen hatte, zwei negative und sechs neutrale und wir ihn dann fragen, wie es ist, mit Ihnen zusammenzuarbeiten, wird er mental zwei positive abrufen können (zwei hat er vergessen), zwei negative (keine vergessen) und zwei neutrale (vier vergessen). Er wird die Zusammenarbeit mit Ihnen also als „na ja, Licht und Schatten“ beschreiben. Er macht das nicht, um Sie schlecht dastehen zu lassen. Er erinnert sich wegen des Negativitätsbias wirklich nur so daran.

Machen wir uns bewusst: Negative emotionale Ereignisse, die wir verursacht haben, können von unserem Gegenüber durchaus Vergebung erfahren (z. B. nach einer akzeptierten Entschuldigung, einer Wiedergutmachung und nach wiederholtem Vorleben, dass es nicht mehr auftritt), werden aber wahrscheinlich nicht vergessen. Deswegen ist es eine gute Idee, in wichtigen sozialen Beziehungen aufgetretene negative Emotionen zu adressieren.

Aus der Partnerschaftspsychologie wissen wir, dass ein negatives Ereignis mit mehr als zwei positiven Ereignissen gleicher Intensität kompensiert werden muss, damit die Beziehung als positiv erlebt wird. Ein negatives Ereignis mit einem positiven gleicher Intensität ausgleichen zu wollen ist dank des Negativitätsbias psychologisch nachgewiesen zu kurz gedacht.

### Gefühlsansteckung

Ein zentrales Merkmal des Menschen ist seine soziale Natur. Wir sind in der Standardeinstellung ein Gruppentier. Hieraus ist auch das Phänomen erklärbar, dass eine Emotion, die ein Mitglied unserer Gruppe (z. B. unseres Teams, unserer Familie, unseres Freundeskreises …) erlebt, mit erhöhter Wahrscheinlichkeit an andere Gruppenmitglieder weitergegeben wird, und zwar auch dann, wenn diese gar keinen Kontakt zum auslösenden Ereignis hatten.

Die erste Kommunikation erfolgt hier meist über Mimik (Sorgenfalten etc., der Gesichtsausdruck von Emotionen hat eine starke Signalwirkung), Lautliches (abfällige oder erschreckte Töne, zitternde Stimme …) und sichtbare körperliche Veränderungen (z. B. Erröten). Diese werden von Personen, die sich mit der Senderperson als verbunden erleben, unbewusst übernommen und lösen als Folge davon in ihnen entsprechende Emotionen aus.

Gerade in extrem stressreichen Gruppenkontexten kann ein bewusst neutral bleibendes „Pokerface“ somit als ein Zeichen emotionaler Kompetenz angesehen werden, da es der Ansteckung aller entgegenwirkt. Wir wünschen uns in Gruppen eine *emotionale Synchronisierung*, ein Einschwingen aller, aber wir wollen keine Gruppenpanik, in der negative

Emotionen immer weiter gegenseitig verstärkt werden. Wenn uns ein Gruppenmitglied ein besorgniserregendes Ereignis mitteilt, sind wir dankbar deswegen. Wenn sich diese Sorge aber an Unbeteiligte fortpflanzt und sich immer weiter aufschaukelt, hilft uns das nicht im Umgang mit dem Stressor.

**Ein Tipp:** Fragen Sie sich sowohl, welche Emotionen Sie an Ihr Netzwerk signalisieren, als auch, welche Emotionen gerade aus Ihrem Netzwerk an Sie signalisiert werden. Unterbinden Sie diese nicht. Machen Sie sich dies bewusst und ändern Sie es nur dann, wenn Sie merken, dass es eine nicht mehr hilfreiche Intensität erreicht und auf andere unbeteiligte Personen ausstrahlt.

### Emotionsübertragung

So wie Emotionen auf andere Personen ausstrahlen können, die mit dem Auslöser gar nicht selbst konfrontiert waren (Gefühlsansteckung), können Emotionen auch bei Ihnen auf andere Gegenstandsbereiche ausstrahlen, die mit dem Auslöser nichts zu tun haben. Dies nennen wir Emotionsübertragung (emotion carryover effects).

Sie haben eine traurige Nachricht in einem Lebensbereich erhalten (z. B. ist Ihr emotional positiv besetztes Haustier verstorben). Trauer ist üblicherweise mit sozialem Rückzug, körperlicher Deaktivierung und einer negativeren Bewertungstendenz von Informationen verbunden. Jetzt der entscheidende Punkt: Diese Aspekte werden Sie in Ihrem Handeln beeinflussen – auch gegenüber Informationen oder Ereignissen, die mit dem Auslöser der Emotion nichts zu tun haben. Sie werden wegen des Todes des Haustiers auf berufsbezogene soziale Interaktionsangebote eher zurückgezogen reagieren und ein möglicherweise attraktives Angebot als weniger attraktiv einschätzen.

Hierfür möchten wir Ihnen einige Anregungen mitgeben: Wenn Sie bei sich negative Emotionen feststellen, machen Sie sich bewusst, dass diese Emotionen Ihre Reaktionen noch eine Zeit lang in *potenziell allen* Lebensbereichen beeinflussen werden. Die Äußerung Ihrer Kollegin ist gar nicht unfreundlich, Sie sind nur noch im Ärger-Modus wegen eines damit unverbundenen Streitgespräches, das unmittelbar davor mit jemand anderem stattgefunden hat. Was dieses Phänomen für virtuelle Meetings oder Telefonate bedeutet, die unmittelbar aufeinanderfolgen, müssen wir Ihnen nicht sagen. Die kleinste Lösung kann hier sein, zumindest etwas Zeit dazwischen verstreichen zu lassen.

**Wir sollten mit Stress verbundene Emotionen nicht pauschal bekämpfen. Aber wir sollten wissen,**

- dass sie in uns deutlich stärker verankert werden als positive Emotionen,
- dass wir andere, nicht betroffene Personen mit ihnen anstecken können und
- dass die psychischen und körperlichen Folgen sich auch auf andere Lebensbereiche und Informationen auswirken, die mit dem Emotionsauslöser nichts zu tun haben.

## 3.4 Kompetenter Umgang mit Emotionen

Wie können wir unsere Emotionen selbst aktiv regulieren, um einen gesunden Nutzen aus ihnen ziehen zu können? Unter Emotionsregulation versteht man grundsätzlich die bewusste und aktive Einflussnahme auf eine Emotion. Dies kann prinzipiell entweder auf kognitiver oder körperlicher Ebene erfolgen. Hierzu wollen wir ihnen einige konkrete Anregungen geben. Die ersten drei Strategien sind gedanklich (kognitiv), die darauffolgenden zwei Möglichkeiten setzen an körperlichen (physiologischen) Aspekten an.

**Umbewertung (reappraisal)**
Emotionen entstehen immer als Reaktion auf einen Auslöser. Die erste kognitionsbasierte Regulation von Emotionen kann daher über eine Neubewertung des Auslösers stattfinden (reappraisal). Gerade in zunächst schwierig erscheinenden Kontexten, die geeignet sind, Ärger, Angst, Schuld oder Trauer auszulösen, kann es hilfreich sein, den emotional relevanten Auslöser in ein anderes Licht zu stellen.

Folgende Fragen können dabei helfen:
- Welche förderlichen Aspekte kann die Situation für mich haben?
- Zu welchen positiven Folgen könnte eine gelungene Bewältigung der erkannten Herausforderung führen?
- Welchen Sinn kann ich dem Ereignis zuschreiben?

- Wann war ich in einer vergleichbaren Situation schon mal erfolgreich?
- Wie kann ich selbst an der Herausforderung persönlich wachsen?

Solche und ähnliche Fragen können dazu führen, dass Sie das Ereignis neu bewerten (z. B. als persönlichen Wachstumsimpuls), was Stress reduziert. Eine Angst generierende Situation („ich darf bei der Präsentation meine Führungskraft auf keinen Fall enttäuschen") kann dadurch in einen anderen Kontext gesetzt werden, indem beispielsweise Ehrgeiz geweckt („ich will und werde meiner Führungskraft beweisen, was ich kann") oder ein persönliches Wachstumsziel gesetzt wird („ich will die Vorbereitung der Präsentation zeitlich besser planen und gestalten als beim vorherigen Mal"). Der Auslöser hat sich nicht verändert, die Bewertung allerdings schon. Nutzen Sie die oben genannten Fragen für eine Neudefinition des den Stress hervorrufenden Auslösers.

### Distanzierung

Eine andere kognitionsbasierte Strategie ist die situationsbezogene Distanzierung. Hier findet ebenfalls eine Neueinordnung der Situation statt, diesmal aber hinsichtlich der persönlich empfundenen Relevanz, indem diese abgemindert wird („wie meine Führungskraft die Präsentation bewertet, ist nicht wesentlich"). Es wird also nicht der Auslöser an sich uminterpretiert, sondern dessen Stellenwert. Die damit gewonnene Distanz zum Stimulus (bzw. die Abwertung) kann dessen Bedrohlichkeit reduzieren, Kontrollierbarkeit erzeugen und dadurch neue oder andere Lösungswege erkennbar werden lassen.

### Deep acting

Es gibt eine dritte gedankliche Möglichkeit, emotionalen Anforderungen gerecht zu werden, und zwar indem die alternativ gewünschte Emotion *tatsächlich* zu erleben versucht wird (deep acting). Hier findet der Versuch einer bewussten Überschreibung des eigenen Emotionserlebens statt. Dies kann geschehen, indem durch willentliche Anstrengung ein bestimmter emotionaler Zustand zu erzielen versucht wird (beispielsweise will ich mich einfach freuen für meine Kollegin, die ein prestigeträchtiges Projekt übertragen bekommen hat, ich will keinen Neid empfinden) oder durch das Vorstellen von Situationen, in denen die gewünschte Emotion selbst erlebt werden würde (Stichwort Perspektivwechsel: Wie würde es mir gehen, wenn ich selbst dieses Projekt erhalten hätte?). Es wird also durch gedankliche Prozesse das tatsächliche Hervorrufen der erwünschen Emotion angestrebt.

Hier gilt es, Ihre eigene psychische Ausgangslage zu berücksichtigen. Was erwarten Sie selbst von sich:

- Ist Ihre natürliche erste Reaktion Neid und wollen Sie jemand sein, der immer seine erste Emotion zeigt (der Emo-Immer-Sponti)? Hier kann die Antwort natürlich ein „Ja“ sein (aber auch ein „Nein“, wenn Sie schon erlebt haben, dass Sie Ihre ersten Emotionen oft zu impulshaft und stark ausleben).

- Aber ebenfalls ist zu fragen: Wollen Sie in dieser Situation Neid empfinden, hilft Ihnen der Neid in dieser Situation, wollen Sie generell überhaupt jemand sein, der neidisch reagiert? Hier kann die Antwort ganz authentisch ein „Nein“ sein (aber auch ein „Ja“, wenn Neid eine wichtige Antriebsquelle für Sie ist).

Hier gilt es achtsam zu sein: Wenn es wiederholt zu Widersprüchen zwischen ausgedrückten und tatsächlich empfundenen Emotionen kommt (emotionale Dissonanzen), ist dies ein psychischer Stressor. Daher ist diese Strategie zu vermeiden, wenn Sie kein klares Konzept davon haben, wie Sie von sich selbst gesehen werden wollen. Stellen Sie sich daher die Frage: Wer wollen Sie sein?

**Surface acting**

Kommen wir zur Emotionssteuerung über körperliche Aspekte. Emotionen sind oft von spezifischen mimischen Ausdruckserscheinungen begleitet. Wenn Ihnen die Kollegin freudig von der erfolgreichen Projektakquise berichtet, kann vielleicht erwartet werden, dass Sie sich mitfreuen. Möglicherweise empfinden Sie aber Neid. Diese Emotionen unterscheiden sich deutlich in ihrem Ausdruck und könnten zu Unmut bei Ihrem Gegenüber führen. Zudem wollen Sie vielleicht gar nicht neidisch sein.

Surface acting versucht genau hier anzusetzen. Sie lächeln freundlich und signalisieren damit und über andere körperliche Kanäle (z. B. verbale Äußerungen) Freude. Sie verhalten sich insgesamt ausschließlich so, als würden Sie nur Freude empfinden. Dies ist ein Signal an andere, aber auch an Sie selbst. Sie versuchen Freude zu empfinden, indem Sie Freude signalisieren.

### Bewusstes Atmen

Eine andere Variante der körperbasierten Emotionsregulation liegt in der bewussten Atmung. Es gilt: Wenn Sie eine Facette der Emotion (das Körperliche) willentlich herunterregeln, regeln Sie damit automatisch auch die andere Komponente (das Gefühl, den Erlebensaspekt) herunter. Nutzen Sie also die Verknüpfung zwischen den beiden, um das schwerer zu Beeinflussende durch das leichter zu Beeinflussende zu steuern.

Genau das passiert durch bewusste Atmung: Langsames Atmen und tiefes Atmen ist das, was wir bei Angst meist *nicht* machen. Zudem gilt: Während des Ausatmens verlangsamt sich unser Puls, während des Einatmens wird er schneller. Wenn wir also länger ausatmen, als wir einatmen, reduzieren wir unseren Puls (ebenfalls das Gegenteil von dem, was bei Angst passiert). Kontrolliertes Atmen ist daher gut geeignet, Stress-Emotionen wirksam zu regulieren.

> Probieren Sie in akuten Stresssituationen doch mal folgende **Atemtechnik** aus: Atmen Sie langsam und tief ein und zählen dabei langsam bis vier. Halten Sie dann den Atem kurz an, indem Sie wieder bis vier zählen. Atmen Sie dann wieder aus, während Sie im gleichen Tempo bis sieben oder acht zählen. Halten Sie dann nochmals kurz die Luft an, bevor Sie von vorne beginnen. Wichtig zur Stressreduktion ist, dass Sie länger aus- als einatmen, langsam atmen und tief atmen. So erzeugen Sie einen körperlichen Zustand, der inkompatibel ist mit Angst, Ihre Angst nimmt dadurch ab.

## Handlungsfähig durch Emotionsregulation

Die hier dargestellten Interventionsstrategien belegen, dass Emotionen etwas sind, dem wir nicht hilflos ausgeliefert sind. Wir haben Einflussmöglichkeiten, sowohl bezogen auf die Qualität (z. B. durch Umbewertung) als auch auf die Quantität der Emotion (z. B. durch Atemtechniken). Es ist gut für uns und unser soziales Umfeld, solche Techniken zu kennen und durch Übung zu beherrschen.

Um einem möglichen Missverständnis vorzubeugen: Ansätze an der Emotion sollten nicht dazu führen, dass wir uns gar nicht mehr lösungsorientiert mit dem Auslöser an sich beschäftigen. Eine Abwertung (Distanzierung) soll beispielsweise Panikreaktionen auf Arbeitsaufgaben bekämpfen, damit wir uns anschließend zwar emotional aktiviert, aber eben unaufgeregt und konzentriert der Aufgabenbewältigung zuwenden können. Sie soll nicht dazu führen, dass wir von uns übernommene Verantwortungen nicht mehr erfüllen.

Es ist für uns und die Menschen in unserem Einflussbereich schädlich, Emotionsregulationsstrategien dazu zu missbrauchen, für uns und andere wichtige Dinge nicht zu adressieren, obwohl sie von uns bewältigbar wären. Emotionsregulationsstrategien sollen uns funktional handlungsfähig und für uns und andere wertvoll machen – nicht passiv.

**Emotionen sind wichtig und können uns helfen, richtige Entscheidungen zu treffen. Das gilt für positive Gefühle, aber ebenso für negative Emotionen, die mit Stress einhergehen. Wichtig ist, kompetent und aktiv mit den Emotionen umzugehen.**

**Emotionen verändern uns und sind veränderbar:**

- Eine Emotion ist eine aktuelle Reaktion auf einen individuell als wichtig erachteten Auslöser.
- Emotionen bestehen aus mehreren Komponenten: gedanklichen Inhalten, dem subjektiven Erleben (= das Gefühl), körperlichen Veränderungen und Verhaltensimpulsen.
- Emotionen verändern kurzfristig körperliche und physische Aspekte bezogen auf die jeweils aktuelle Herausforderung.
- Durch Uminterpretation, Abwertung und Einflussnahme auf die mit einer Emotion einhergehenden körperlichen Veränderungen kann eine Emotion reguliert werden.
- Durch Atemtechniken können wir unsere Emotionen gezielt regulieren.
- Emotionsregulationsstrategien sollen uns handlungsfähig und aktiv machen bei der Bewältigung unserer Verantwortungen.

## Ist zunehmender Individualismus eher Fluch oder Segen?

Seite 60

---

## Welche Rolle spielen soziale Begegnungen in der Krisenbewältigung?

Seite 63

---

## Warum braucht ein Team ein gemeinsames Ziel?

Seite 66

# 4. Wie wir Krisen miteinander bewältigen

Wir Menschen sind soziale Wesen, die gerne miteinander in Kontakt treten. In diesem Kapitel wird beleuchtet, wie diese sozialen Interaktionen in verschiedenen Konstellationen wirken, wie das mit dem weltweit zunehmenden Individualismus zusammenspielt, welche Rolle der persönliche Umkreis sowie berufliche Teams dabei einnehmen, was uns stärkt und krisenresistenter macht und warum soziale Medien in ihrer positiven Wirkung überschätzt werden.

## 4.1 Individualismus nimmt zu – gut für uns?

Das Verhältnis des einzelnen Individuums zur Gemeinschaft, in der es lebt, steht von jeher im Zentrum kontroverser Diskussionen. Spätestens seit der Aufklärung gab es eine stärkere Betonung des Individuums. Gegenpositionen zum Individualismus in Form des Sozialismus, im Nationalismus oder im Islamismus sind für viele von uns nicht attraktiv.

Die Grundidee des Individualismus ist eine Befreiungsidee. Die Befreiung des Einzelnen von zu vielen Zwängen wird als angenehm empfunden, das Kollektiv als behindernd und beengend. Und die Grundidee, dass das Individuum in den Mittelpunkt gestellt wird, also der einzelne Mensch, hat ja durchaus positive Aspekte. Genannt seien hier der Schutz des Individuums vor der Macht von Aggregaten (Staaten, Gemeinden, Verbände, aber auch mächtige Unternehmen) – der Liberalismus hat hierin seine Ursprünge. Aber auch die Selbstbestimmung und Selbstentfaltung des Einzelnen werden immer mehr akzeptiert und in manchen Unternehmen sogar normiert – Stichwort: selbstbestimmtes Arbeiten.

Die nachteiligen Konsequenzen sollen aber auch nicht unerwähnt bleiben: im Besonderen der Zwang zur Ich-Optimierung, der einen besonders subtilen und gerade bei Jugendlichen stark verbreiteten Stressor darstellt.

### Das Ich im Zentrum

Nun stellen wir seit einigen Jahrzehnten eine weltweite Zunahme des Individualismus fest, der nicht allein auf die stärker entwickelten Länder beschränkt ist. Damit einher geht eine Abnahme von für ein Kollektiv geltenden einheitlichen Moralvorstellungen oder Wertesystemen. Die Interessen des Individuums werden zunehmend höher gewichtet als die einer Gruppe, einer Nation oder eines Staates (um nur einige Beispiele von Kollektiven zu nennen). Damit sind auch Kosten verbunden. So konnte die Forschung eine höhere Anfälligkeit für Infektionskrankheiten und damit körperlichen Stressoren in stärker individualistisch geprägten Gesellschaften feststellen.

Apropos Kosten: Da der Trend hin zum Individualismus nicht vollständig umgesetzt ist, gibt es an vielen Stellen eine – von den Betroffenen gerne genommene – Individualisierung von Profiten bei gleichzeitiger Vergemeinschaftung von Kosten (wie bei der Finanzkrise zu beobachten). Das stresst die Kollektive, die diese Kosten zu tragen haben, und verstärkt oftmals den weiteren Trend zu mehr Individualismus.

### Was kostet uns der Individualismus?

Da es diese Kosten jedoch gibt, stellt sich die Frage, ob die Höhergewichtung des Individualwohls über das Kollektivwohl funktional ist. Anders gefragt: Was gewinnen wir durch den zu beobachtenden Trend zu mehr Individualismus, was verlieren wir?

Kann uns ein Mehr oder ein Weniger an Individualismus helfen, die großen Makroprobleme dieses Planeten – Klimakatastrophe, Ressourcenüberbeanspruchung, Umweltverschmutzung – zu lösen?

Vertreter eines liberalen Individualismus werden die Kraft und Kreativität des Wettbewerbs ins Feld führen, die diese Probleme zu lösen helfen können. Vertreter eines kollektivistisch orientierten Ansatzes, der eine größere Gruppe als Bezugsgröße nimmt, werden dagegenhalten, dass genau diese individuellen Kräfte erst zu den Makroproblemen geführt haben und damit Teil des Problems und nicht Teil der Lösung sind.

Doch auch der kollektivistische Ansatz hat immer eine innere und eine äußere Gruppe und die Makroprobleme betreffen ja jeden auf dem Planeten. Wir wissen aus der Forschung, dass zu große Kollektive, in denen der Einzelne sich nicht mehr gesehen fühlt, weniger effektiv sind. Daher braucht es vermutlich einen noch weiter gefassten dritten Ansatz. Der Sozialphilosoph Frithjof Bergmann hatte das zum Beispiel in den 1980er-Jahren mit seiner *New Work Sozialutopie* versucht.

### Egoismus statt Gemeinwohl

In jedem Fall erzeugt dieser Trend bereits heute eine organisationale Realität in der Arbeitswelt. Die Individualisten binden sich weniger an ein Unternehmen, sehen es nur als Teil ihrer Selbstoptimierungsstrategie. Das ist ihr gutes Recht und hat auch Vorteile (Entlassungen wiegen psychisch weniger schwer), aber ebenso Nachteile: Diese Menschen werden weniger Verantwortung für andere übernehmen und sich weniger in ein Team integrieren – das wäre ja wieder ein Kollektiv für sie. Das macht das Individuum stress- und krisenanfälliger, weil es weniger eingebettet ist in ein soziales Netz. Und es macht die Organisation krisenanfälliger, weil in individualistischen Systemen die Wahrscheinlichkeit erhöht ist, dass die einzelnen Systembeteiligten sich zurückziehen. Der Vorteil von Organisationen – gemeinsame Koordination, die Aggregation von Kräften zu einem „größeren Ganzen“ – fällt damit weg!

**Der Individualismus nimmt seit vielen Jahrzehnten weltweit zu. Es bestehen berechtigte Zweifel, dass das zuträglich ist für die Lösung der globalen Makrostressoren. In jedem Fall reduziert sich die Verbundenheit von Arbeitnehmern zu ihren jeweiligen Arbeitgebern und die Betroffenen verlieren wertvolle psychische Protektoren.**

## 4.2 Soziales Verbundensein als Schutzfaktor

Den Sorgen in Kapitel 4.1 vor einem übersteigerten Individualismus, der in Egoismus mündet, könnte man entgegnen, dass der Mensch als soziales Wesen im Grunde altruistisch ist. Und der Mensch als soziales Tier ist eine Grunddimension des Menschseins. Das ist bei anderen Lebewesen anders, nicht alle sind sozial (keine Wertung, das ist weder besser noch schlechter).

Aber: Eine soziale Unverbundenheit ist für unsere Spezies eine nicht artgerechte Haltung. Das ist psychisch vulnerabel. Andersrum: Unser Gehirn ist sozial verdrahtet. Wenn wir für uns allein agieren, ist das ein permanenter sozialer Stressor, das Gehirn denkt bei einem Menschen, der einsam ist, potenziell: „Shit, mein Besitzer wurde aus der Gruppe verstoßen. Wir sind geliefert."

**Soziale Medien als Illusion**

Soziale Verbindung kann illusorisch geschaffen werden, zum Beispiel durch Videos oder Chatbots. Das evolutionär alte Gehirn kann also ausgetrickst werden, aber trotzdem ist und bleibt das eine echte Illusion.

Dann gibt es medial gestützte Interaktionen mit echten Menschen, und das kann in der Tat real psychisch protektiv sein. Es gibt echte Interaktionen über soziale Medien, und diese können auch psychisch stressreduzierend wirken und eine Ressource sein.

Hier gibt es jedoch einige Einschränkungen: Viele Menschen schlüpfen in den sozialen Medien in eine bestimmte Rolle, wollen sich besser darstellen, und das macht authentische Begegnung schwerer. Diese Menschen suchen nicht primär nach sozialer Verbindung, sie suchen nach sozialer Validierung (Bestätigung und Anerkennung), das ist etwas anderes. Problematisch ist, wenn dieses Netzwerk missverstanden wird als in realer Umwelt abrufbare soziale Ressource. Lassen Sie uns an dieser Stelle deutlich darauf hinweisen, dass diese Art der Verbindung durch soziale Medien keinen vergleichbaren psychischen Schutzfaktor darstellt wie eine Verbindung im „realen" Leben. Hier lässt sich die Evolution nur digital, aber eben nicht real austricksen.

### Soziale Begegnungen

Echte soziale Interaktionen beginnen bereits mit sogenannten Mikrointeraktionen zu Unbekannten. Und diese ungeplanten Alltagsbegegnungen wie Grüße auf dem Gang, eine Unterhaltung an der Kasse oder der Small Talk mit Kollegen im Fahrstuhl sind bereits psychoprotektiv:

Ein stressreduzierendes Gefühl des sozialen Eingebundenseins beginnt bereits mit diesen ungeplanten Mikrointeraktionen zu Fremden. Alte Leute, die einsam sind, gehen deswegen so oft zum Einkaufen. Es erzeugt minimale Interaktion, sie machen das nicht bewusst, spüren aber die Beruhigung, die davon ausgeht.

### Begegnungen ermöglichen

Das hat auch Konsequenzen für Organisationen. Die Forschung hat festgestellt, dass für Innovationen die sogenannten „weak ties", also flüchtige Verbindungen zu anderen, mit denen wir nicht eng verbunden sind, eine relevante Rolle spielen. Darunter versteht man Kontakte zu Menschen, die nicht der eigenen Gruppe angehören und mit denen wir regelmäßig interagieren (zu denen hat man „strong ties", also „starke Verbindungen"). Diese entstehen wie in obigen Beispielen gezeigt oder durch ungeplante Begegnungen an der Kaffeemaschine im Büro. Diese schwachen Verbindungen haben nachweislich während der Pandemie gelitten.

Damit kommt Organisationen und ihren Institutionen wie zum Beispiel Bürogebäuden eine wichtige Rolle zu als Orte gerade auch der spontanen Begegnung. Wie können diese strukturell gefördert werden? Eine Möglichkeit stellen sogenannte „Mystery Meets" dar (die auch virtuell stattfinden können, ihre verstärkte Wirkung aber im „realen" Leben entfalten). Bei diesen melden sich Interessierte auf einer (organisationsinternen) Plattform an, werden dann zugelost und können sich zu einem virtuellen oder „echten" Kaffee, Mittagessen oder Spaziergang verabreden.

**Echte soziale Verbundenheit entsteht auch durch Mikrointeraktionen. Verbindungen durch soziale Medien sind meist kein gleichwertiger Ersatz für uns. Organisationen haben die Herausforderung, gerade die schwachen Verbindungen nach der Pandemie wieder zu stärken.**

## 4.3 Kollegen und Teams

Kollegen sind schon eine exotische Sache: Es ist quasi die eigene Sippe, die man (meist) nicht selbst gewählt hat und mit der man (meist) nicht verwandt ist, aber trotzdem einen großen Teil der Wachzeit miteinander verbringt. Evolutionär gesehen ist das ziemlich absurd. Wir verbringen viel Zeit mit Menschen, die wir selbst nicht gewählt haben und von denen wir nicht gewählt wurden. Da heißt es achtsam zu sein!

### Das Ziel eint die Gruppe

Die Menschen eines Teams sind untereinander unähnlicher, als sie wären, wenn sie sich selbst wählen würden. Und zu dieser Erkenntnis kommt seit einigen Jahren die Forderung nach mehr Diversität. Wie wir in Kapitel 5.3 noch sehen werden: Je „diverser“, also andersartiger in seinen Eigenschaften, ein Teammitglied ist, desto schwerer tun wir uns mit ihm oder ihr. Menschen in kollektivistischen Kulturen wie z. B. China gelingt die Anpassung und Integration leichter. Doch wie wir in Kapitel 4.1 bereits gesehen haben, nimmt der Individualismus weltweit zu. Was kann helfen, dass aus einer Gruppe von Individuen ein echtes Team wird?

Eine zentrale Voraussetzung für jedes Team ist (neben der von allen geteilten Ausrichtung auf das Team als soziale und zu pflegende Einheit) *ein gemeinsames Ziel*. Gemeinsam geteilte Ziele bestimmen unseren Nordstern, warum wir zusammenkommen, wie unsere Arbeitsteilung aussieht, wann wir erfolgreich sind. Gemeinsam im Team fühlen wir uns stärker als jeder Einzelne allein. Das ist ein wertvoller psychischer Sicherheitsfaktor für jeden Einzelnen in unserer VUCA-Welt (volatil, unsicher, komplex [englisch: complex], mehrdeutig [englisch: ambiguous]). Damit dies so bleibt, ist es wichtig, dass bei den Leistungsbewertungen nicht nur auf Individualziele Bezug genommen wird – die Teamleistung steht im Vordergrund.

Ein ähnlicher Effekt wird auch erzielt durch die Abgrenzung gegenüber Menschen und Gruppen außerhalb des eigenen Teams, wie zum Beispiel:

- gemeinsame Feinde,
- Wettbewerber,
- Konkurrenten,
- Nebenabteilungen.

Aber Vorsicht: Das kann auch zu Verstörungen führen, wenn der Wettbewerb übernommen oder die eigene Abteilung mit anderen zusammengelegt wird.

In diesen Konstellationen kommt der jeweiligen Führungskraft eine besondere Bedeutung zu: Sie hat unter anderem die Aufgabe, gemeinsame Ziele anzustoßen und Konflikte zu moderieren, vereinheitlichende Elemente herzustellen, Grenzen aufzuzeigen, Trittbrettfahrer im Team auszuschließen – und für eine gelebte und angstfrei gezeigte Vielfalt im Team zu sorgen. Und gerade Letzteres bedeutet, aktiv die Ähnlichkeitspräferenz anzusprechen, das muss moderiert werden, denn unsere Grundpräferenz ist eine andere.

**Die Bedeutung des Individualismus und seine freie Entfaltung nimmt weltweit in der Gesellschaft stetig zu – was für die Bewältigung vernetzter Krisen eher abträglich ist.**
**Daher gilt es mit geeigneten Maßnahmen Gemeinschaft und Kooperation zu fördern:**

- Freunde, Familie und Kollegen bieten gute Ressourcen bei der Krisenbewältigung.
- Soziale Medien als pseudosoziale Umgebung können zwar eine Ressource im Kontext von Stress sein, werden in ihrer positiven Wirkung aber deutlich überschätzt.
- Die soziale Begegnung mit Menschen (hierzu zählen auch bereits Mikrointeraktionen) in unserem Umfeld erzeugt ein Gefühl von Verbundenheit, welches als stressreduzierendes Element wirkt.

- Teams stellen eine wesentliche sozial schützende und leistungsbezogene Ressource in Unternehmen dar.
- Das Verfolgen gemeinsamer, vereinbarter Ziele stärkt Teams und die Gruppenzugehörigkeit.

## Welche Formen der Zusammenarbeit bieten sich Teams?

Seite 72

---

## Wie kann eine Arbeit aussehen, die uns gesünder macht und nicht schwächt?

Seite 76

---

## Welche Rolle spielt Diversität bei der Teambildung?

Seite 79

# 5. Wie Organisationen bei der Krisenbewältigung helfen

Wir verbringen einen großen Teil unserer Lebenszeit mit Arbeiten. In diesem Kapitel geht es um Arbeit, die den Menschen stärkt und nicht schwächt, und um die Einflussfaktoren, die auf gute Teams einzahlen. Eine große Rolle spielen dabei wieder einmal unsere sozialen Interaktionen, aber auch, dass alle für sich und für ihre Teams herausfinden, was sie unter sinnvoller Arbeit verstehen.

## 5.1 Hybrides Arbeiten gesund gestalten

Hybrides Arbeiten gesund gestalten, ist das nicht ein schwarzer Schimmel? Kennen wir nicht mittlerweile die Berichte, die uns erzählen, dass das rein virtuelle Arbeiten uns weniger leistungsfähig macht, dass die permanente Aneinanderreihung von Back-to-back-Meetings (d. h. Arbeitsbesprechungen, die direkt aneinander anschließen) im virtuellen Raum zu psychischen und physischen Belastungen führt?

Die gute Nachricht ist: Wir reden hier nicht über rein virtuelles Arbeiten, sondern über hybrides Arbeiten. Die schlechte Nachricht ist, dass wir diese Art zu arbeiten noch am wenigsten gewohnt sind und sie damit am wenigsten gut beherrschen. Das wiederum ist die beste Voraussetzung für Überforderung in der Arbeit. Das Ziel ist also, diese Überforderung zu vermeiden und gleichzeitig das emotionale und physische Befinden zu steigern. Genau hier kann hybrides Arbeiten – richtig verstanden und umgesetzt – einen Beitrag leisten.

#### Formen hybrider Zusammenarbeit

Lassen Sie uns kurz anschauen, was wir in diesem Zusammenhang unter hybrider Zusammenarbeit verstehen wollen: Hierbei handelt es sich um die Kollaboration von räumlich (beispielsweise vom Büro und von zu Hause aus) und zeitlich getrennten Teams.

Konkret unterscheiden wir vier Fälle:

- das persönliche Treffen in einem Raum (gleicher Ort/ gleiche Zeit)
- ein Online-Meeting (gleiche Zeit/andere Orte)
- Schichtarbeit (gleicher Ort/andere Zeiten)
- asynchrone verteilte Zusammenarbeit (andere Orte/andere Zeiten)

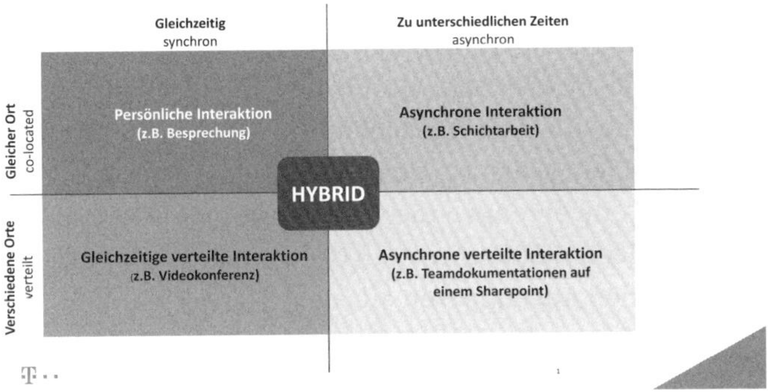


*Abb. 1: Möglichkeiten für hybride Zusammenarbeit*

Auch wenn Videokonferenzen viele von uns gut durch die Pandemie gebracht haben, gibt es doch auch erwiesene Nachteile. Für jedes Team bietet die asynchrone Zusammenarbeit eine gute Alternative: Jedes Teammitglied dokumentiert ihre relevanten Ergebnisse präzise und für alle einsehbar. Damit wird die synchrone Absprache ersetzt und zu jedem Zeitpunkt für alle Teammitglieder volle Transparenz hergestellt. Sie sparen sich damit Videokonferenzen, die im Übermaß „genossen" zu Stress und zu Augenschäden führen können. Als Erfinder dieser asynchronen Zusammenarbeit gelten Unternehmen, die von Grund auf als remote Unternehmen gegründet wurden und seit Tag eins nur virtuell zusammengearbeitet haben. Exemplarisch sei hierfür GitHub genannt.

### Nachteile virtueller Konferenzen

Es gibt mittlerweile diverse Untersuchungen, die belegen, dass viele Menschen sich bei Videokonferenzen gestresst fühlen durch den permanenten Anblick des eigenen Bildes am Bildschirm, aber auch durch die Miniaturbilder der anderen Teilnehmer. Als Menschen sind wir es nicht gewohnt, uns permanent selbst zu sehen. Das erzeugt Stress. Auf der anderen Seite erzeugen die vielen Augen nebeneinander auf dem kleinen Bildschirm ein Gefühl, das dem von vielen angreifenden Augenpaaren aus dem Tierreich ähnelt. Ein weiterer Stressor. Bei allen Vorzügen der Videoübertragung kann es nicht unser Ziel sein, noch mehr Stress zu erzeugen. Zumal die Vorteile der Videokonferenz de facto obsolet werden, da wir uns niemals gleichzeitig in die Augen schauen können. Die Kamera ist einfach nie dort, wo das Bild des Gegenübers auf dem Bildschirm gerade ist. Damit fehlen uns wesentliche Kanäle, die für die Vertrauensbildung notwendig sind, und gleichzeitig haben wir diverse Stressoren vor uns. Ist diese Form der Videokonferenz damit ein Vorteil? Nicht unbedingt!

Probieren Sie einmal Folgendes aus: Bitten Sie alle Teilnehmer, ihre Kameras auszuschalten, aber das Mikrofon nicht stumm zu schalten, und dann hören Sie sich gegenseitig zu, rein stimmlich, ohne Bild, aber durch die Nicht-Stummschaltung immer den anderen Teilnehmenden das Gefühl vermittelnd, dass Sie „dabei“ sind. Sie werden erstaunt sein, wie viel mehr an Informationen Sie aufnehmen können ohne die Ablenkung durch ein Bild, dem Sie folgen müssen und das Sie beim Zuhören schlichtweg stört.

**Ortswechsel und Pausen einplanen**

Nebenbei können Sie eine derartige Telefonkonferenz auch im Gehen, zum Beispiel bei einem Spaziergang in der Sonne oder im Wald, durchführen. Damit haben Sie eine klassische Win-win-Situation: Sie bewegen sich und hören gleichzeitig besser zu. Für die Dokumentation dessen, was besprochen wird, empfehlen sich sogenannte „Transparency Master“, die die Verantwortung dafür übernehmen, das Besprochene zu dokumentieren.

In jedem Fall möchten wir Ihnen mehr Pausen zwischen Ihren Terminen ans Herz legen. Diesen persönlichen Freiraum können Sie ganz einfach gewinnen: Reihen Sie Ihre Meetings nicht nahtlos aneinander, sondern kürzen halbstündige Meetings um fünf und einstündige Meetings um zehn Minuten. Microsofts Outlook hilft Ihnen dabei und Ihre Meetings werden von nun an fokussierter.

In dieser Zeit können Sie sich bewegen, Sie können meditieren, Sie können Atemübungen machen, in jedem Fall bestimmen Sie über Ihre Zeit und nicht jemand anderes.

**Hybrides Arbeiten wird nach der Pandemie für viele von uns noch üblicher werden. Das kann, richtig umgesetzt, zu vielen Vorteilen führen. Wir können viele Stressoren (z. B. Pendeln zum Büro) durch ein Mehr an physischer und mentaler Gesundheit ersetzen. Absprachen mit Teamkolleginnen können dabei ebenso helfen wie Änderungen der (gewohnten) Arbeitsroutinen.**

## 5.2 Gesundheitsfördernder Arbeitsplatz

Nun geht es darum, wie Arbeit und der Arbeitsplatz uns gesünder machen können. Wow, werden manche jetzt sagen, jetzt übertreiben sie aber. Nun, stellen Sie sich einmal vor, Sie beginnen Ihre Arbeit am Morgen mit einem Energieniveau von 100 Prozent und beenden Ihre Arbeit an diesem Tag mit einer Energie von sagen wir 120 Prozent – und das an den allermeisten Tagen. Wäre das nicht wunderbar? Illusorisch sagen Sie?! Nein, das ist möglich!

### Was braucht es dazu?

Zum einen eine Arbeit, die Sie stärkt und nicht schwächt, eine Arbeit, die Sie wirklich, wirklich wollen. Das verstehen wir unter New Work. Das setzt voraus, dass das, was Ihnen im Leben wichtig ist, was Sie umtreibt, was Sie erreichen wollen (Ihr individueller „Purpose im Leben"), kongruent ist mit dem, worum es (in) Ihrer Organisation geht, dem Purpose Ihres Unternehmens. Wenn Sie als überzeugter Nichtraucher in einem zigarettenproduzierenden Unternehmen arbeiten, wird das vermutlich schwierig. Diese Kongruenz zwischen höheren Zielen ist ein nicht einfacher Umstand, denn sie setzt voraus, dass Ihr Unternehmen einen gut formulierten, sinnvollen Purpose hat und Sie sich Ihrer eigenen Werte und Ihres Sinns im Leben bewusst sind (Achtung: Dieser ist nicht statisch und kann sich ändern; mehr dazu in Kapitel 5.4 Sinn finden). Doch das ist die Zoom-out-Perspektive, lassen Sie uns konkreter werden und auf den „Arbeitsplatz" im engeren Sinne schauen, wie kann dieser Ihre Gesundheit fördern?

### Ihr Arbeitsplatz – Ihre Entscheidung

Ihr Arbeitsplatz ist erst einmal dort, wo und wann Sie beschließen zu arbeiten – im Büro, im Zug, am Flughafen, im Homeoffice ... Eine selbstbestimmte Entscheidung über das „Wo" und „Wann" (nachdem Sie idealerweise vorher Ihr „Warum" in Kongruenz gebracht haben) ist bereits der erste Schritt zu einem Mehr an Gesundheit und Wohlbefinden. Auch wenn Sie in Ihrer Arbeit ortsgebunden (z. B. an Fabriken) und zeitgebunden (z. B. Schichtbetrieb) sind, versuchen Sie, Flexibilitäten zu erarbeiten, indem Sie beispielsweise Teamtage außerhalb des Arbeitsortes stattfinden lassen und zwischen Schichten wechseln.

Haben Sie eine klare Entscheidung getroffen und wurde dies von Ihrem Unternehmen genau so auch respektiert: Glückwunsch! Offenbar hat Ihnen jemand vertraut, dass Sie das „vernünftig" machen. Jackpot! Vertrauen ist ein wichtiger Treiber von Wohlbefinden. Führungskräften kommt an dieser Stelle – einmal mehr – eine wichtige Bedeutung zu. Neben Vertrauen ist Anerkennung ein weiteres wichtiges Hilfsmittel gegen Dauerstress. Jeder von uns will gesehen werden und uns tut es gut, wenn unser Beitrag einen Unterschied macht. Wenn dieses Grundbedürfnis erfüllt wird, immer wieder aufs Neue, dann können Menschen ihre Arbeit mit Selbstvertrauen erledigen. Für die Führungskräfte (aber auch Kollegen können hier gerne mitmachen!) ist das keine einfache Aufgabe, denn dieses „Gesehen-Werden" ist mehr als ein „gut gemacht". Es braucht schon die spezifische Qualität dessen, was denn nun anerkannt wird, und zwar in Bezug auf den Menschen und nicht nur auf sein Verhalten.

### Bleiben Sie sich selbst treu

Wenn Sie jetzt noch in einer Organisation arbeiten, die geprägt ist von *psychologischer Sicherheit*, in der Sie so sein können, wie Sie als Mensch sind, ganzheitlich und nicht nur „Arbeitskraft", dann haben Sie nun die Bank gesprengt.

> Die US-amerikanische Wissenschaftlerin und Professorin für Führung an der Harvard Business School Amy Edmondson hat den Begriff der psychologischen Sicherheit (psychological safety) geprägt und anhand von vielen Fallbeispielen gezeigt, welchen enormen Einfluss diese Sicherheit für die Effektivität von Teams hat.

Psychologische Sicherheit in einem Team bedeutet:

- Alle können ihre Gefühle und Meinungen frei äußern, ohne zu befürchten, dass sie deswegen sanktioniert oder auch nur schief angeschaut werden.
- Sie können bei neuen Projekten offen darüber sprechen, was Ihre Stärken und Schwächen sind, und die Besetzung

der Projekte und der Rollen darin erfolgt genau nach diesen jeweiligen Stärken.
- In Projekten oder auch im täglichen Umgang können, wollen und sollen Sie sich zu Wort melden, wenn Ihnen „etwas komisch" vorkommt, und man hört Ihnen zu. Das bedeutet nicht, dass alles immer 1:1 umgesetzt wird, aber jede Stimme wird gehört und fließt in die Bewertung von Situationen und Ereignissen mit ein.

Zusammengefasst arbeiten Sie in einem Umfeld, das geprägt ist von psychologischer Sicherheit, es wird Ihnen Vertrauen von Ihren Vorgesetzten entgegengebracht, Sie bekommen Anerkennung für Ihre Arbeit, die Ihnen Spaß macht, da Sie zu einhundert Prozent Ihrem individuellen Purpose entspricht. Wie klingt das? Nach einem Arbeitsplatz, der Sie vor Stress schützt!

**Nach Schlaf ist Arbeit für viele von uns die Tätigkeit, mit der wir am meisten unserer Lebenszeit verbringen. Diese Arbeit soll uns stärken und nicht schwächen. Das ist vor allem dann möglich, wenn diese Arbeit autonom gestaltet werden kann, Anerkennung findet, sinnvoll (und zur eigenen Sinnstiftung kongruent) ist und von einem vertrauensvollen, sicheren Umfeld geprägt ist.**

## 5.3 Team together – miteinander arbeiten

Nun arbeiten wir selten allein vor uns hin, wir brauchen andere, wir brauchen Zuarbeiten und wir brauchen Abnehmer unserer Arbeit. Unsere Tätigkeiten werden wie die Welt immer komplexer und kein Einzelner kann diese Komplexität allein bewältigen. Kurz: Wir brauchen Teams. Und am besten diverse Teams! Vor allem wenn es darum geht, innovativ und kreativ zu arbeiten.

Doch warum eilt manchen Teams ein fast legendärer Ruf voraus? Warum sind manche Teams so unglaublich erfolgreich und andere Arbeitsgruppen bringen nichts auf die Reihe? Was macht hochperformante Teams aus? Ist es die Zusammenstellung der Teammitglieder, eine hohe Diversität oder Homogenität? Der Führungsstil? Die Art der Arbeitsorganisation? Diese Frage hat sich Google 2016 ebenfalls gestellt und im Projekt Aristoteles (auf den Philosophen Aristoteles geht die Aussage zurück, dass „das Ganze mehr ist, als die Summe seiner Teile“) anhand von 180 Teams über zwei Jahre hinweg genau diese Hypothesen geprüft. Mit erstaunlichen Ergebnissen.[**]

### Starke Vertrauensbasis im Team

Die Interaktion in einem Team ist von größerer Bedeutung für eine erfolgreiche Zusammenarbeit als seine Zusammensetzung! In leistungsstarken Teams kamen alle Teammitglieder zu Wort, der Umgang miteinander war von Respekt geprägt. Störungen im Team hatten Vorrang und wurden thematisiert und nicht totgeschwiegen. Weiterhin

---

** Weitere Informationen finden Sie u. a. hier: https://sz-magazin.sueddeutsche.de/die-loesung-fuer-alles/was-macht-ein-gutes-team-aus-86087

konnten sich die Mitglieder dieser Hochleistungsteams aufeinander verlassen und es herrschte eine echte Vertrauensbasis. Alle Teammitglieder wussten, welche Erwartungen an sie gestellt werden und wie sie diese erfüllen können. Sie kannten die kurz- und langfristigen Ziele des Teams.

Und vor allem erkannten alle den Sinn in ihrer Arbeit und ihren eigenen Beitrag zum Teamergebnis. Der empfundene Sinn variiert individuell, andere Studien deuten darauf hin, dass er als „tiefer" empfunden wird, wenn die Ergebnisse der Arbeit mit einem Mehrwert für die Gesellschaft verknüpft sind.

### Diversität erfordert Beziehungsarbeit

Kommen wir zurück zur Förderung von „Diversität" in Organisationen und „diversen Teams" (wobei häufig nicht genauer spezifiziert wird, auf welchen Merkmalen Diversität angestrebt werden soll: Besteht die Forderung nach einem höheren Anteil von Frauen oder Männern, älteren Personen oder Jüngeren, oder geht es tatsächlich auch in Richtung sexueller Orientierung, Nationalität, Religion ...?). Hier ist es wichtig zu wissen: Menschen bevorzugen in ihrer evolutionären Standardeinstellung zunächst einmal Gleichartigkeit (wir sprechen von einer Ähnlichkeitspräferenz). Das bedeutet, je ähnlicher uns eine andere Person ist, desto sympathischer finden wir diese.

Mit anderen Worten: Je „diverser", also andersartiger in seinen Eigenschaften ein Teammitglied ist, desto schwerer tun wir uns anfangs meist mit ihm oder ihr. Im Tierreich wird das eigene (genetische) Rudel verteidigt, Fremdlinge können häufig nicht einfach so dazustoßen.

Warum betonen wir das hier? Wenn es Organisationen oder auch Teams ernst meinen mit einer diversen Zusammensetzung (und das sollten sie angesichts der höheren Robustheit und höheren Innovationskraft diverser sozialer Systeme), müssen sie sich darüber im Klaren sein, dass das zunächst einen erhöhten Aufwand (z. B. für Führungskräfte) bedeutet gegenüber homogen zusammengesetzten Teams. Letztere können nach kurzer Einschwingphase loslegen, diverse Teams müssen erst einmal ihre natürlichen Distanzen überwinden, sie müssen mehr Beziehungsarbeit leisten, damit aus Diversität Inklusion werden kann. Erst dann können sie das volle Potenzial für Innovation und Systemrobustheit, das in der diversen Zusammensetzung liegt, voll entfalten.

**Es gibt Teams, die einfach gut zusammenarbeiten und fantastische Ergebnisse erzielen. Diese Teams haben sich in der Regel ein Umfeld geschaffen, in dem sie sicher, vertrauensvoll und mit einem gemeinsamen Zweck zusammenarbeiten können. Diversität kann einen weiteren Beitrag dazu leisten, braucht aber spezielle Aufmerksamkeit.**

## 5.4 Sinn finden

Wieso soll sich eine Organisation darüber Gedanken machen, einen Sinn für sich und ihre Beschäftigten zu entwickeln? Nun, einen Sinn im Leben zu haben wirkt für den

Menschen psychoprotektiv. Und wenn eine Organisation lethargisch bleibt und keine Anknüpfungspunkte für die Mitarbeitenden bietet, dann sind diese vulnerabler und die Organisation sollte nicht enttäuscht sein, wenn der Sinn ausschließlich an anderer Stelle gefunden wird, in der Familie, im Ehrenamt – oder beim neuen Arbeitgeber. Sinn lohnt sich, auch für Organisationen.

Und wie kann eine Organisation Sinn anbieten? Ist das nicht etwas, das jeder Einzelne für sich finden muss? Sowohl als auch, lautet hier die Antwort. Natürlich kann uns Menschen niemand abnehmen, den jeweils für sich eigenen Sinn im Leben zu erarbeiten. Gleichzeitig kann eine Organisation Mittel zur Verfügung stellen, die uns dabei helfen, genau das zu erreichen. Und eine Organisation kann für sich einen Purpose entwickeln, der wiederum für die Menschen in dem Unternehmen als Orientierungshilfe fungieren kann. Im Idealfall gibt es eine Kongruenz zwischen dem individuellen Sinn im Leben, dem Purpose eines Unternehmens und einem direkten Beitrag der eigenen Arbeit dazu. Die Menschen erkennen eine Verbindung des eigenen Ziels mit dem Gesamtziel, erkennen ihren Beitrag daran und erleben das Gesamtziel als sinnvoll.

Das ist dann ein Element von dem, was Frithjof Bergmann, der Begründer der New-Work-Bewegung, als die Arbeit bezeichnet, die den Menschen stärkt und nicht schwächt. Und damit sind wir wieder bei unserer starken Psyche.

## Welchen Sinn hat mein Leben?

Wie kann ich nun meinen Sinn finden? Dazu gibt es unterschiedliche Methoden, die auch von einer Organisation bereitgestellt werden können. Eine der praktikabelsten und ohne große Unterstützung für jeden selbst durchzuführenden ist die aus Japan stammende Ikigai-Methode (z. B. hier nachzulesen; https://karrierebibel.de/ikigai-modell/), die mit vier Fragen nach dem Sinn des eigenen Lebens fragt: Was liebe ich? Worin bin ich gut? Wofür werde ich bezahlt? Was braucht die Welt?

Im Idealfall bietet Ihre Organisation darüber hinaus einen eigenen Unternehmenszweck an, mit dem Sie sich identifizieren können. Am besten kann dies sichergestellt werden, indem dieser Unternehmenszweck nicht top down am grünen Vorstandstisch entwickelt wird, sondern unter Beteiligung möglichst vieler repräsentativer Beschäftigten im Unternehmen. Das ist aufwendiger, stellt aber sicher, dass es eine hohe Wahrscheinlichkeit für eine breite Kongruenz individueller Wertvorstellungen mit denen des Unternehmens gibt.

## Welchen Sinn hat mein Tun?

Dennoch ist der Unternehmenszweck aus Sicht der einzelnen Mitarbeitenden häufig abstrakt im Bezug zur eigenen Tätigkeit. Deshalb gehen viele Teams und Organisationsbereiche dazu über, einen von diesem Unternehmenszweck abgeleiteten Organisations-, Bereichs- oder Team-Purpose zu entwickeln. Spätestens auf der letzten Ebene sollten sich alle Teammitglieder hochgradig mit diesem Purpose identifizieren können, damit nicht jeden Morgen die Frage „Warum gehe ich heute zur Arbeit?“ aufs Neue gestellt und beantwortet werden muss. Eine spielerische Methode, um mit beliebig großen Gruppen nach dem Sinn zu suchen, ist das so genannte Purpose-Turnier (siehe „The Purpose Tournament“, www.thedive.com).

Im Idealfall haben Sie nun einen individuellen Purpose für sich erarbeitet, der gut zu dem Ihres Teams und Unternehmens passt. Sie können außerdem benennen, welchen (wichtigen) Beitrag Ihre Arbeit zu den Ergebnissen des Teams und Ihres Unternehmens leistet. Das ist nicht nur innerhalb Ihres Unternehmens relevant, sondern liefert auch gesellschaftlich wertvolle Impulse. Mit anderen Worten: Ihre individuellen Talente passen zu dem, was die Welt von Ihnen braucht, Sie verdienen damit sogar Geld und leisten einen wichtigen Beitrag für Ihr Unternehmen und die Gesellschaft. Wie fühlt sich das an? Sehr stark nach einer Arbeit, die uns als Menschen stärkt und nicht schwächt. Nach der Form von New Work, um die es Frithjof Bergmann ging. Als soziale Utopie entworfen, ist sie dennoch nicht unerreichbar. Zumindest nicht auf der individuellen Ebene. Wir haben die Möglichkeit, die Arbeit zu haben, „die wir wirklich, wirklich wollen“.

**Einen wichtigen Sinn in seiner Arbeit zu sehen, ist der Schlüssel zu einem zufriedenen (Arbeits-)Leben, das auf lange Sicht erfüllend und damit stressreduzierend ist.**

**Diesen Sinn gilt es auf verschiedenen Ebenen zu entwickeln, jeder für sich persönlich, auf Team- und auf Organisationsebene:**

- Hybride Modelle ermöglichen die orts- und zeitunabhängige Zusammenarbeit von Teams. Richtig umgesetzt können sie einen zeitgemäßen Beitrag zu einer gesunden und stressreduzierenden Arbeit leisten.
- Sinnvolle Arbeit in einer vertrauensvollen Umgebung ist wesentlich für eine Arbeit, die den Menschen in seiner Stressbewältigung stärkt und nicht schwächt.
- Psychologische Sicherzeit (also die von Teammitgliedern geteilte Überzeugung, dass in der eigenen Gruppe das Individuum respektiert und wertgeschätzt wird und keine negativen Konsequenzen zu fürchten hat, wenn es sich einbringt) ist einer der Hauptfaktoren, damit Teams in eine stressarme, performante Zusammenarbeit finden.
- Einem expliziten Umgang mit Diversität, der zu echter Inklusion führt, und einer verlässlichen Führungskultur kommen dabei wichtige Bedeutungen zu.

# Fast Reader

## 1. Warum wir uns auf weitere Krisen vorbereiten sollten

Krisen sind ein fester Bestandteil der Menschheitsgeschichte und begleiten uns durch unsere gesamte Evolution. Ständig im Panikmodus zu agieren, ist hier keine hilfreiche und gesunde Taktik. Zumal – von Menschen gemachte – Krisen zunehmen. Von daher ist es wichtig für den richtigen Umgang mit Krisen, sich gut auf die nächste Krise vorzubereiten – denn die kommt bestimmt.

**Folgende Konsequenzen müssen wir uns vor Augen halten:**

- Wenn wir in einer Krisensituation stecken, erleben wir Stress und Emotionen wie Angst, Ärger, Wut oder Trauer.
- Stress setzt die Schwerpunkte auf akute Krisenbewältigung und stellt eher langfristig wichtige Dinge hintenan. Kurzfristig löst dies nützliche Mechanismen aus, die uns bei der Problembewältigung helfen, als Dauerzustand ist das allerdings kritisch.
- Je mehr bewältigbare Krisen wir erleben, umso toleranter gehen wir mit Stress um – wir werden stressresistenter. Sobald wir aktiv die Kontrolle über die Stressoren übernehmen, begeben wir uns auf einen gesunden Weg zur Erhöhung der eigenen Stresskompetenz.

## 2. Wie wir die Basis unserer Krisenbewältigung setzen

Auch wenn der Einzelne meist keinen oder nur einen sehr geringen Anteil an der Entstehung von Krisen hat (etwa bei der Klimakatastrophe), so kann jeder das Seine dazu beitragen, gut mit Krisen und dem daraus resultierenden Stress umzugehen.

**Es gibt eine Reihe von wirkungsvollen Stellschrauben, die uns dabei helfen können, unsere Anfälligkeit für Krisen und Stress zu minimieren:**

- Ein erholsamer und gesunder Schlaf trägt entscheidend zu unserem Wohlbefinden bei.
- Schlafmangel schadet uns auf Dauer und zieht weitere negative Folgen nach sich, so können wir beispielsweise weniger gut mit Stressoren und Krisen umgehen.
- Nichts trägt so viel zu einem langen, gesunden Leben bei wie Bewegung. Wer viel sitzt, stirbt früher als Menschen, die sich viel bewegen.
- Sport kann sich entscheidend auf die Verzögerung von Altersleiden auswirken.
- Wer regelmäßig Sport treibt und sein Pensum dabei steigert, macht Körper und Psyche in einem selbstkontrollierten Setting mit Stress vertraut.
- In einer Welt des Überflusses fällt es vielen schwer, nicht in eine Abhängigkeit von Substanzen oder Verhaltensweisen zu geraten. Um einer Abhängigkeit entgegenzuwirken, müssen wir lernen, die potenziellen Sucht- als punktuelle Ge-

nussmittel zur Lebensbereicherung oder Belohnung gezielt zu nutzen und auch mal bewusst für eine Zeit darauf zu verzichten.

## 3. Wie wir mit unseren Emotionen gut umgehen

Emotionen gehören zum Leben, sie sind eine wichtige und hilfreiche Reaktion auf einen speziellen Auslöser. Emotionen bestehen aus mehreren Komponenten: gedanklichen Inhalten, dem subjektiven Erleben (= das Gefühl), körperlichen Veränderungen und Verhaltensimpulsen.

**Emotionen zu empfinden und zuzulassen, hilft uns, mit schwierigen, belastenden Situationen und Krisen umzugehen. Sie erfüllen wichtige Funktionen:**

- Wir alle bevorzugen positive Emotionen, weil sie uns glücklich machen.
- Aber auch negativ empfundene Emotionen, wie z. B. Angst, helfen uns dabei, richtig zu reagieren, z. B. mit Flucht.
- Evolutionsbedingte Lösungsstrategien helfen aber bei der Bewältigung moderner, oft langfristig angelegter Arbeitsaufgaben meist wenig, können für die Karriereentwicklung sogar explizit abträglich sein.
- Wir entscheiden selbst, wie wir mit einer Situation umgehen: Derselbe Stimulus erzeugt abhängig von der Ressourcenlage der Person ganz andere emotionale Zustände.

- Durch die Neubewertung oder die Distanzierung von Situationen können wir langfristig souveräner mit unseren Emotionen umgehen.
- Mit gezielten Atemübungen können wir Emotionen kurzfristig besser kontrollieren.

## 4. Wie wir Krisen miteinander bewältigen

Die Bedeutung des Individualismus gewinnt nicht nur in der westlichen Gesellschaft immer weiter an Bedeutung. Für die Bewältigung globaler Krisen, aber auch für den Erfolg von Unternehmen ist dies hinderlich – hier braucht es Gemeinschaft und Kooperation.

**Unser Gehirn strebt nach sozialer Verbundenheit. Einsamkeit ist ein permanenter sozialer Stressor. Daher gibt es zahlreiche Möglichkeiten der Interaktion:**

- Soziale Medien sind nur auf den ersten Blick als Kommunikationsmittel geeignet. Die pseudosoziale Umgebung wird in ihrer positiven Wirkung deutlich überschätzt.
- Die echte soziale Begegnung mit Menschen, und sei es auch nur die flüchtige Begrüßung des Nachbarn, erzeugt ein Gefühl von Verbundenheit, welches als stressreduzierendes Element wirkt.
- Unternehmen bieten daher bereits über „Mystery Meets" die Gelegenheit für Verabredungen mit Kollegen.

- Das gemeinsame Ziel und das Wissen darum, dieses nur gemeinsam erreichen zu können, verbindet Teams in Organisationen.

# 5. Wie Organisationen bei der Krisenbewältigung helfen

Eine Arbeit, die einen Sinn erfüllt, die das Individuum, aber auch das Team, in dem es sich bewegt, und im Weiteren auch das Unternehmen stärkt, ist der Schlüssel zu einem zufriedenen (Arbeits-)Leben, das auf lange Sicht erfüllend ist und beruflichen Krisen vorbeugt.

**Jeder Einzelne, jedes Team, jede Organisation sollte Arbeitsbedingungen vorfinden, die es auch in Krisenzeiten erleichtern, produktiv mit Stresssituationen umzugehen. Dazu zählen u. a. folgende Aspekte:**

- Durch funktional gestaltete hybride Zusammenarbeit (z. B. per Online-Meeting oder zeitlich versetzt) können Mitarbeitende orts- und zeitunabhängig kooperieren. Richtig umgesetzt können hybride Modelle einen zeitgemäßen Beitrag zu einer gesunden und stressreduzierenden Arbeit leisten.
- Pausen zwischen Terminen sollten immer mit eingeplant und für Bewegung oder Atemübungen genutzt werden.
- Vertrauen und Anerkennung durch Führungskräfte sind wichtige Elemente für das Wohlbefinden von Mitarbeitenden.

- Im Team sollte psychologische Sicherheit gewährleisten, dass zu jeder Zeit eine stressarme und produktive Zusammenarbeit gegeben ist.
- Diversität in einem Team ist gesellschaftlich relevanter denn je, erfordert aber auch mehr Beziehungsarbeit, um zu fruchtbaren Ergebnissen zu führen.

# Die Autoren

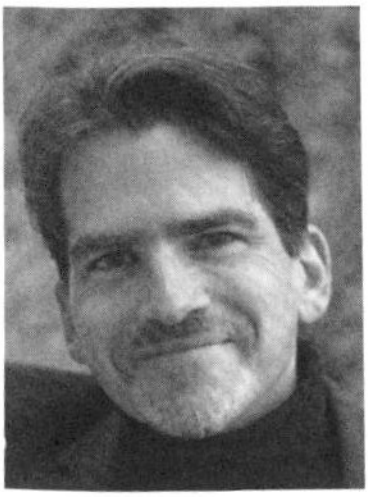

Matthias Spörrle (Dipl.-Psych., Promotion in Emotionsforschung) ist Universitätsprofessor für Wirtschaftspsychologie an der Privatuniversität Schloss Seeburg (Österreich) und Professor am Hochschulinstitut Schaffhausen (Schweiz).

Oliver Herrmann ist Diplom-Physiker, systemischer Coach und aktuell für „New Ways of Working“ bei der Deutschen Telekom verantwortlich.

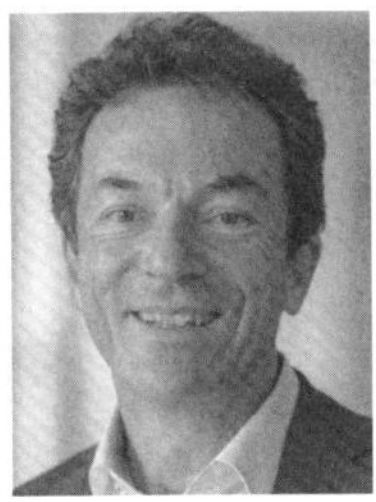

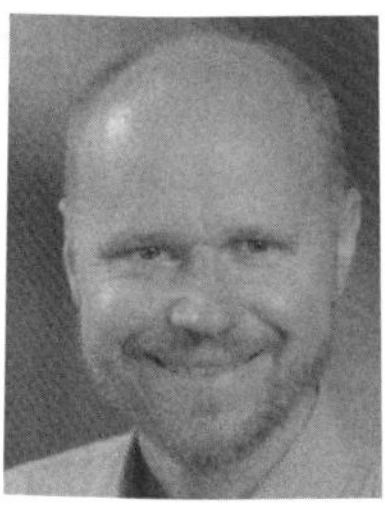

Rainer Klose ist promovierter Wirtschaftswissenschaftler und aktuell Squad Lead für das Thema „Unternehmenskultur“ bei der Deutschen Telekom.

# Weiterführende Literatur

Allmers, S., Trautmann, M., & Magnussen, C. (2022). *On the way to New Work: Wenn Arbeit zu etwas wird, was Menschen stärkt.* Vahlen.

Braunstein, L. M., Gross, J. J., & Ochsner, K. N. (2017). Explicit and implicit emotion regulation: a multi-level framework. *Social Cognitive and Affective Neuroscience, 12*(10), 1545–1557.

Briguglio, M., Vitale, J. A., Galentino, R., Banfi, G., Dina, C. Z., Bona, A., Panzica, G., Porta, M., Dell'Osso, B., & Glick, I. D. (2020). Healthy Eating, Physical Activity, and Sleep Hygiene (HEPAS) as the winning triad for sustaining physical and mental health in patients at risk for or with neuropsychiatric disorders: Considerations for clinical practice. *Neuropsychiatric Disease and Treatment, 16*, Article 55–70. https://doi.org/10.2147/NDT.S229206

Edmondson, A. C. (2020). *Die angstfreie Organisation – Wie Sie psychologische Sicherheit am Arbeitsplatz für mehr Entwicklung, Lernen und Innovation schaffen.* Vahlen.

Frankl, V. E. (2006). *Man's search for meaning.* Beacon Press.

Heying, H., & Weinstein, B. (2021). *A hunter-gatherer's guide to the 21st century: Evolution and the challenges of modern life.* Penguin.

Ryle, A., & Kerr, I. B. (2020). *Introducing Cognitive Analytic Therapy: Principles and practice of a relational approach to mental health.* Wiley.

Walker, M. (2018). *Das große Buch vom Schlaf.* Random House (Goldmann Verlagsgruppe).

# Register